U0344729

［英］萨拉·伍德豪斯

Sarah Woodhouse

著

周晴 译

与心理创伤

和解

You're
Not Broken

中国友谊出版公司

图书在版编目（CIP）数据

与心理创伤和解 /（英）萨拉·伍德豪斯著；周晴译 . -- 北京：中国友谊出版公司，2023.5
ISBN 978-7-5057-5629-8

Ⅰ . ①与… Ⅱ . ①萨… ②周… Ⅲ . ①精神疗法 Ⅳ . ① R749.055

中国国家版本馆 CIP 数据核字 (2023) 第 058795 号

著作权合同登记号　图字：01-2023-1062

书名	与心理创伤和解
作者	[英] 萨拉·伍德豪斯
译者	周晴
出版	中国友谊出版公司
发行	中国友谊出版公司
经销	新华书店
印刷	天津中印联印务有限公司
规格	880×1230 毫米　32 开
	7 印张　144 千字
版次	2023 年 5 月第 1 版
印次	2023 年 5 月第 1 次印刷
书号	ISBN 978-7-5057-5629-8
定价	45.00 元
地址	北京市朝阳区西坝河南里 17 号楼
邮编	100028
电话	(010) 64678009

谨将此书献给我的孩子们：鲁奥（Roo）、弗恩（Fern）和瑞恩（Wren）。是你们教会我什么是爱、真诚、力量、勇气和自由。感谢你们。

引　言

　　这些年来我曾见过许多不同类型的心理咨询专家。他们有些很棒，有些尚可，但还有些糟糕到令人担忧。在我 23 岁那年，其中一位杰出的心理咨询师这样对我说道：

　　"萨拉（Sarah），就你所表现出来的症状和问题来看，我认为你现在仍受到创伤的影响。我发现，你极为恐惧过去发生在你身上的某些事情，并深受其影响，甚至这种影响到现在还未消除。"

　　我呆呆地看着她，不知道说些什么好。我生活在一个友爱的家庭中，也接受过良好的教育。虽说有些事情曾让我挣扎过，但我并未觉得有哪些经历给我遗留了创伤。

　　当我恢复冷静后，我决定纠正她的观点。"我想你完全搞错了，"我坚定地说道，"我可没有什么创伤。"

　　"好吧。"她回答道。然后我便离开了。

　　我以一种"你怎么敢这样说"的防备姿态，反驳了心理咨询师提出的观点。实际上，这种回答只是一种我主观上的否认。但同样，这也反映出了一种更为普遍的、对于创伤理解的文化恐惧。在主流文化中，仍存在三则关于创伤的"虚假真理"。第一则，创伤是一种障碍；第二则，只有极少数经历过极端事件或疾病的人才会承受创伤；第三则，创伤会持续危害我们，并让我们的生活支离破碎。

这些错误理解导致我们中的多数人都害怕面对这个词汇，竭力与其撇清关系。但实际上，我们需要走进创伤的世界，才能更好地认识它。

创伤其实是人类的一种自我保护反应，并不是一种功能障碍。临床心理学家和精神病学家将一种更深层次的持续性创伤命名为"创伤后应激障碍"（PTSD），尽管这个名词骇人听闻，但它不过是一个名称而已。

事实上，无论程度剧烈与否，创伤都不过是一种反应（由于某些原因，专家们在 20 世纪 70 年代为其命名时并未注意这一点）。这类反应也许是因为某些极端的事情而产生，但同样也会因为某些日常的琐事而发生。也许只是一件微不足道的小事，一件我们当时可能并不认为它会对我们产生创伤的事情，但随着时间的推移，我们却会发现这件事对我们造成的持续影响可一点也不小。无论程度的深浅，我们都曾有过各类创伤反应。这是人类构成的一部分——它使我们的生命变得完整。了解我们自身的创伤反应不仅不会让我们彻底崩溃，还可能会让我们产生一些极好的改变。当我们开始朝向我们一直在拒绝的事情前进时，我们才能挣脱束缚、重获新生。

当我们意识不到创伤经历对我们的影响时，我们就会沉浸在过去并与真实的自我断开联系。我们会被困在过去的反应、应对模式和自我限制性创伤信念里，痛苦不堪。

也许有时发生了一些让你感觉不太好的事情，但你却一笑置之；也许你并不记得实际发生了什么，但却知道有些事情的确存在，而且你一直不敢回忆；你会乐于承认事情可能会好起来，但是"创伤"这个词可能会让你有些不舒服，因为它听起来太过于严重了，而且在我们印象中这个词常会用在退伍老兵的身上。

我也曾经对于这个词抱有很长时间的恐惧，这份恐惧阻碍了我过上充实、自由、真实的生活。如果我们有勇气去思考现今所遇到的困苦可能（只是可能）与过去的创伤有关，那么我们便会有意想不到的成长。一旦我们这样做了，随着我们认知水平的提升，我们便会有所改变，不再对过去感到恐惧，并能够发现自己会被何种情况阻碍。我们能够清楚地认识到，过去的经历是怎样影响着我们的自信、思想、感知、选择，甚至是我们的身体。由此，我们将会不再感到困惑，清晰的认知会赋予我们自由与力量，助我们成长。

创伤经历的决定因素

创伤经历的决定因素要比你所想象的复杂得多。因为只有在我们表现出创伤反应的时候，一段经历才会被称为创伤。如果某段经历让我们感到不安，但我们并未因此产生创伤反应，那么这段经历并不能算作创伤。我们的反应决定了某段经历是否属于创伤。

任何令你感到痛苦、被威胁或难以承受的经历都会诱发创伤反应，尤其是那些发生在童年时期的经历。有些经历可能非常严重，令人极度不安，但也有些可能是经常被忽略的日常经历，其中一些威胁到我们与社会联结的个人需求（如感觉被忽视、无视或不被爱等）。这类经历引发了我们身心层面的一系列反应，而这些反应又会产生其他连锁反应。随着时间的推移，我们会因这些反应陷入某些关联模式和循环里，被困在某些类似的情绪、感觉、思想、信仰和行为里。尽管这很痛苦，有时还会让人泄气，但这种停滞和重复也是在提醒我们要做点什么去治愈自己。

本书将会帮助你认识各个类型的创伤反应，从那些症状明显、表现剧烈的，到某些更为"阴险狡诈"而难以被察觉的。你将学会用自己的方式理解创伤，因为它与你的生活息息相关。事实上，只有你自己才能够真正确定一次经历、一段时光、一所学校、一段关系、一份工作、一段假期、一次谈话是否是创伤性的。这些是他人无法替代你完成的，因为只有你自己才能挖掘出这些反应中所蕴含的真相。一旦你学会识别自身的创伤反应（后文中会提到），你便能够更好地了解自己的过去。同样，你也能够更好地了解现在的自己，并清楚地识别出阻碍你前进的那些障碍。

无论你现在被怎样的问题所困扰，这本书都会帮助你了解过去的创伤，辨别自己的创伤反应，从而脱离困扰。但对于某些具有严重症状或无力自行解决问题的人来说，我强烈建议这类人群寻找专业人士，进行面对面咨询和治疗。本书主要写给那些能够正常生活，但未曾察觉过往所受创伤对其生活有何影响的人，帮助他们摆脱困惑，并清楚地认识自身的问题；帮助他们从恐惧到希望，从重复到自察，从被迫到主动，从对创伤无能为力到重新掌控人生，从固执己见到自由与蜕变。

无处不在的创伤影响

在研究、学习创伤的 10 年里，我认为我发现的最重要的一件事情是：创伤的影响无处不在。这听起来可能有些夸张，但我所言并未夸大。你只需要简单浏览附录（第 187 页）中所列出的那些详细的创伤症状列表，你就能明白我的意思了。

现今我们所了解到的与创伤直接关联的症状、行为、情绪、应对机制、思想和感知的数量已极为庞大（该数量仍在持续增长）。除了已列举出的与创伤直接相关的症状外，越来越多的研究开始将幸福感和心理健康等方面的问题与过往创伤关联起来。

你听过拉塞尔·布兰德（Russell Brand）的那句流传于社交媒体的话吗？

大麻、酒精、尼古丁、咖啡因都不能算作诱导性毒品；创伤、童年虐待、性骚扰、忽视才是。

拉塞尔着重强调的是，童年创伤通常会给儿童带来一系列消极的影响。研究表明，不良的（糟糕的、令人厌恶的、不公平的）童年经历会增加儿童成年后出现某些健康问题的可能性，其中包括中风、肝脏疾病、慢性肺病、糖尿病、癌症、头疼、胃肠道疾病和肥胖症等，这些对身体产生的影响令人震惊。此外，正如你所料，不良童年经历和创伤同样也会导致个体的认知、情绪、行为问题，以及学习和行为问题、抑郁、饮食障碍、焦虑、吸烟、创伤后应激障碍等各类精神障碍、危险性行为和性成瘾，这些都与创伤性童年经历有不同程度的关联。

综上所述，童年的创伤影响着我们的身心健康。一些人可能会认同这个观点，因为他们可能已经遭受了我上述提到的消极影响。但我们当中仍有很多人忽视了这些令人不安的事实。对于许多人来说，他们的强烈否认导致其无法直面现实："我在小时候没有被人全然忽视过。我的肝脏没什么问题。"我们否认、抵抗和回避这个话题，我们认为创伤是别人才有的事情。但事实并非如此，这是个关乎许多人的话题。这便是本书的重点。

一个无法逃避的现实是，如果我们曾经受过创伤（像其他很多人那样），但没有接受过任何治疗，或是没有做过任何功课，那么创伤可能仍在影响着我们的生活。上述我所提到的研究不过是冰山一角，实际情况要比那些结果、症状和诊断更为广泛。它关乎我们的日常生活，关乎我们能否体验快乐、是否信任自己、是否有自信和自尊、是否感到满足；它关乎我们的目标感，以及我们为何会在早上起床；它关乎我们能否活在当下，能否生活在笑与爱之中。

你认为你过去的创伤会影响什么？你的信仰？你的观点？你对伴侣的选择？对朋友的选择？你的爱好（或是缺少爱好）？对职业的选择？你的社交能力？你信任他人的能力？去爱，去承诺，去分享，去敞开心扉的意愿？学习的积极性？和男性、女性相处的方式？和父母相处的方式？拥有一份稳定工作的能力？爱自己的方式？发掘自我潜能的意愿？或许其他方面也会受影响？你过去的创伤是如何影响你的生活的？这便是本书的核心内容：活得真实，并让生活变得更好。

坚定地做出有意义的改变

我坚信，我们会被生活中的某些特定事物吸引，比如某些特定职业、人种、国家、书籍、电影等，这些事物会在某种程度上为我们的精神和心理服务。我属于那种会认为一切都有意义、生活中极少会有偶然事件发生的人，像我这类人会让其他人感觉有些头疼。我是一名科研工作者，而科研工作者常会发现规律与模式。如果我们的结论是凡事都是巧合、生活不过一团糟，那么我们的工作显然完成得很差劲。研究吸引着我，因为我相信有逻辑地观察生活能够让我们学习并成长。我们可以找到人类无意识或刻意赋予行为、言语和生活的意义。我的职业选择对我来说有个人意义，并会在各层面为我服务。它能够服务于我灵魂中需要服务的各部分，能够治愈他人并助他人成长。从一个不那么开明的角度来看，这满足了我作为完美主义者所需要的外部认可的需求。意义和动机确实存在，尽管某些时候来看，它们并不总是那么纯粹。

还记得我在 23 岁时见到的那位心理咨询师吗？那位直言我有创伤的咨询师。在我们结束那次谈话后，我做了件我最擅长的事情：我将问题理智化了。我辞了职，转向学习心理学，专攻心理学的某一领域。猜猜是哪一领域？是创伤！我并没有开玩笑，我的确这样做了。当能够进行统计分析的时候，为何还需在乎个人感受以及能否直面现实的问题呢？我毅然决然地选择了攻读理学硕士，通过思维如何影响创伤症状的研究获得了一等荣誉。在康复中心工作了几年，并在完成了几个不同研究项目（显然都是有关创伤的研究）后，我申请了博士学位。我对创伤进行了 10 年的学术研究，一心致力于找到答案。

我并未夸大其词，也不是讲出来取悦你们。诚然，这种令人难以置信的否认和潜意识动机便是我如此选择的真相。有人说我仍受创伤的影响，但我并没有选择直面这个问题，相反，我决心通过自己的方法找到问题的答案。这并未奏效，而且我得承认，也许在统计分析的某方面，我需要一些帮助。虽然我并未像年轻时那样崩溃，但我意识到某些事情不太对劲。我时常发现友谊或爱情令人困惑和痛苦；如果在社交中感到不适，我会感到恍惚，并感觉自己轻飘飘的；我常会感到焦虑不安，我会因为日常计划中的一点小变动而倍感压力、不知所措。我一次又一次通过节食来应对这些问题。这段时期同我 23 岁的那段日子相比，主要区别在于我身处在一段真切地想长久维持的关系中。而且老实说，我真切地知道除非自己能做出有意义的改变，否则我想要的生活并不会朝我走来。

我又找到了那位我在 23 岁时见到的心理咨询师，与此同时，我还针对我的饮食障碍制订了一个计划。我开始改变，敞开心扉，并将自我重新与身体进行联结。尽管有些犹豫，但我渐渐意识到，也许统计分析并没有给出所有我想要的答案。

自那之后，我花费了几年时间，从其他杰出的咨询师和从业者那里获取咨询。特别是其中一位咨询师（她可能是这个世界上最有耐心的女性），和她沟通的这段经历改变了我。完成本书需要时间和勇气，这也是我并未选择申请经费开始另一项科研的原因。毋庸置疑，我已经在我自己身上进行了足够多的研究，而现在，这些研究数据将会被转化成更有意义且更为直观的文字——带我重新体会当时的感受，回顾自己毅然前行、走出创伤的历程。

作为一名经受过创伤、经历过各种治愈之旅（看起来有些艰苦卓绝）的个体，我所经历的一切，都是我作为人的一部分，这些经历让我能够真切地明白自己在讲些什么。我不仅是一名通过文献综述和科学假设得出结论的研究人员，而且还是一名有着独属于自己的创伤之旅的人。我和你们一样。

直面回避、否认与阻抗

"阻抗越强，转变越大。"你之前听过这句话吗？这是一种很美的说法，其中包含着许多智慧与真理。顺便一提，虽然这并不是我原创的，但它却是我最喜欢的有关痊愈的说法之一。这句话是什么意思呢？它的意思是，最显著的个人转变，是通过迈向我们最为抗拒的方面而实现的。我们的自我告诉我们不要试图另辟蹊径去找寻并尝试新的解决办法、不要让自己离开舒适圈、不要让自己变得脆弱、不要到那里去……我们的自我受创伤驱使，希望我们能够待在原地、不做改变，因为它认为这样做是安全的。

但事实上，这是错的。

在我 23 岁的时候，我的阻抗让我拒绝接受咨询师的治疗，于是我便离开了。这个例子中的阻抗并不难发现，对吧？但并不是所有的阻抗都如此显而易见。以我对亲密关系和承认脆弱的阻抗为例，这里的阻抗就以各种隐蔽的方式出现了。无论我的情绪如何，我都需要被人取悦，因为我需要它。当我同一个心胸宽广、充满爱心的男人分手时，这种感觉就出现了，并且它太过强烈、太让人感觉窒息了。这也是我在感觉内心挣扎时并不会打电话给朋友的原因。我会等到自己能够以幽默的态度面对这件事的时候，才打电话给她们。坐下与他人面谈时，我会选择移开视线，因为与他人对视的感觉令我非常不适。当然了，我对亲密关系和承认脆弱的阻抗，同样也是我选择远离那位咨询师的原因之一。那让我感觉太过亲密、被人洞悉一切，太让我有那种"我知道你在想什么，萨拉"的感觉了。

但某些时候，我会选择不情愿地走向我所抗拒的事情，以及它们所蕴含的真理。我所说的"不情愿"，指的是多年来的阻抗、回避和否认所带来的情绪。我和你见过的那些人一样固执。不过更糟的是，我还会假装自己并不固执，因为我知道固执是无知的体现。我是一个固执的、会假装随波逐流的控制狂！所以在我开始接受并审视那些我所抗拒的事情前，我想过或者说过很多类似的内容："我百分百能搞定它，所以你走开吧。"我会通过贬低、推开、过度补偿或假装看不到等方式来应对那些我所抗拒的事情。我会产生防御或变得自以为是，我会找借口、犹豫或是开玩笑般去面对。上述这些表现都源于我的阻抗，源于我恐惧被改变的情绪或想法。我会做些许改变，然后停下来；我会自欺欺人，假装一切事情都被我搞定了。

我所描述的这些行为，都是人们面对改变和成长时所出现的常见心理。人们每天都在重复这样的事情，这是人类组成的一部分。如果我们想要成长起来，就不得不正视它并对其进行思考。改变势必会伴随着阻力，这两者是紧密结合在一起的。所以，别想着能够跳过治愈创伤的过程。有时我们会跛足前行，有时我们会坐下休息一会，因为克服阻抗以及改变所需的能量实在是太多了。所以别让健康改变所带来的阻抗主导你的人生。正视它、感受它，如果需要的话，还可以痛快地骂一场或者哭一次来宣泄情绪，然后将阻抗用于合适的位置上。

我的创伤是我做出巨大改变的跳板，所以我相信你也可以。称其为"创伤"，给予它死亡般的凝视，你会变得比想象中的自己更为强大。你会展现出你的韧性，获得自由并茁壮成长。

开启你独一无二的治愈之旅

很多人联系我，询问我他们如何才能治愈创伤。这是我被问到的最多的问题，也是我决心创作此书的驱动力。人们初次了解真相，称其为"创伤"时所感受到的解脱，常常会被意识到治愈创伤是一门相当含糊不清的艺术时所产生的情绪而替代。我无法隐瞒这一事实。创伤关乎我们所有人，这点毋庸置疑，但我们每个人的治愈之旅却是独一无二的。这并不是指我们在孤军奋战。

多年来助我疗愈的所有人，从互助小组的成员到咨询师、医务工作者、教练等，据我统计总共超过 160 人。这份统计至今仍未截止，因为我还在不断接受他人的帮助并向他人学习。这就是我疗愈、成长、提升的过程与方法。

因此，我并不是说我们需要独自疗愈自我，而是说我们从一开始就应该意识到并没有绝对正确的治疗方法。虽然通过多年与他人的交流发现彼此的治愈之旅中的一些环节存在相似之处，但同样，我也注意到不同旅途之间存在着巨大的差异。一些人通过眼动疗法（眼动脱敏与再加工治疗，缩写为 EMDR）进行治疗，而另一些人则通过认知行为疗法（CBT）得到了治愈；一些人通过舞蹈进行深层治疗，而另一些人依靠瑜伽得到慰藉；一些人接受着长期心理治疗，而另一些人通过短期躯体疗法（Somato Therapy，ST）便有所舒缓；一些人可能需要药物治疗，而另一些人可能并不需要；一些人通过精神觉醒找到了深层治疗的方法，而另一些人通过日常锻炼和生活便找到了；一些人通过思考，而另一些人则是通过锻炼；一些人通过疗愈小组的帮助，另一些人则是通过静修活动；一些人（事实上是大部分人）会使用适合自己的独特方法和疗法组合……有无数种疗法，重要的是原理，而不是治疗的细节。

尽管没有绝对正确的治疗方法，但通常来说，有效的疗法包含以下内容：

- 躯体疗法能帮助我们联结躯体，调节我们的身体和情绪反应。

- 通过加深我们的理解、转变创伤思维和潜意识信念，温和处理过去的经历来治愈心灵。
- 摆脱自我限制性行为、创伤应激模式和生活模式。
- 重新联结我们牢不可破的核心、更高的自我和本能。

躯体、心灵、行为和重新联结就是我所指的原理。无论迎接怎样的旅途，无论将前往何方，在做好准备、决心出发时，我们都需要给予这4点充分的空间与关注。

本书将分为三部分。第一部分将会教你认识创伤和创伤反应；第二部分将帮助你了解创伤是如何在各个领域影响你生活的，如人际关系、健康和工作；第三部分将会讲述我们应该如何向前看，会提到韧性、挣脱束缚和重获新生等内容。如果你和我有部分情况相似，你会想直接跳到本书的第三部分，找到答案并进行自我"修复"，然后开始阅读下一本自助书。但是，真正的成长源自学会发现创伤反应。所以我建议你放慢节奏，翻到第一部分，从头开始阅读并学习。

目　录

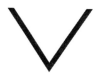

第一部分

认识创伤:
是什么偷走了你的幸福与自信

第一章
痛苦和失落的源头——创伤经历

　　创伤只能根据我们自身的反应来定义。一件事情之所以会骇人听闻，是因为我们会因其恐惧；又或者一件事之所以让人提心吊胆，是因为我们会因其惊慌。除去反应，这件事不过是对于当时情况的一个记录。我们每个人对于不同的事情会做出不同的反应，由此来看，我的创伤不一定是你的，反之亦然。创伤是具有关联性（我们会对某事做出相应的反应）的，但从本质上来说，它是一种个人体验。正如著名创伤专家伽柏·马特（Gabor Maté）博士所解释的那样：创伤产生自我们的内心深处，而不只是发生在我们身上。

　　提及个体对于自身创伤的特有反应，我对于创伤的解释相对留有余地。没错，你可能会同他人有一样的感受、经历、理解和疗愈过程，但是你所遭受过的创伤独属于你。接下来，我将对这点展开讲述，以便你能开始对自身反应进行研究，并对自己过去和现今的反应产生兴趣。

我在下面的方框中列出了 4 条针对创伤的定义，并且从不同角度对创伤进行了解读。我们可独立理解每条定义，再将其整合在一起后就能够对创伤做出全面的解释。

我将按顺序对每条定义进行详细解读。同样，我还将大致说明这些定义的来源，因为我希望你能知悉我讲述的这些内容并不都是全新的理念，真正全新的是我将其整合在一起的方式和方法。

创伤的 4 则定义

1. 创伤可被理解为是一种压垮自身及自身反应能力的威胁。
2. 创伤是我们有关该经历未妥善处理的记忆。
3. 创伤是一种持续循环的过程。
4. 创伤是因创伤性经历所导致的一种对于自身、他人及世界的感官断联。

定义 1：创伤可被理解为是一种压垮自身及自身反应能力的威胁

第一条定义来源于躯体心理学家、心理咨询师和"躯体及身心联结"研究人员等群体的研究成果。创伤康复的躯体研究分支表明，创伤性反应的研究核心在于人类的生存反应。彼得·莱文（Peter Levine）博士表明，创伤之所以产生，是因为机体察觉到所面临的威胁超出自身承受范围，因此在感受到强烈威胁的同时，我们也会感到极度不知所措。难以承受的威胁感，再加上战斗或逃跑反应所唤醒的大量激素，通常会导致我们产生无力感、无助感或是让我们的大脑"宕机"（冻结反应）。一旦战斗、逃跑或冻结反应开启，机体会在威胁发生后的很长一段时间内仍保持这种状态。我将会在第三章中对该过程进行详细讲述。

定义 2：创伤是我们有关该经历未妥善处理的记忆

第二条定义强调了记忆障碍在创伤中的核心地位。这一领域不仅让人深思，更能使研究真正地学术化，所以我们尽可能尝试不被过多细节的部分牵掣住。由弗朗辛·夏皮罗（Francine Shapiro）博士牵头的这一治疗领域告诉我们，创伤性经历的记忆并没有按正确的方式产生或得到处理。激烈的战斗、逃跑或冻结反应会干扰我们的思考能力，因此，未妥善处理（理解和消化）的记忆，会连同其所关联的最初情绪、生理反应和信念，一并储存到我们的长期记忆库里。这会导致它们在看似随机的时间突然出现。所以说，未经处理的记忆是活跃的、反响强烈的且易于被触发的。

定义 3：创伤是一种持续循环的过程

创伤会让我们陷入循环中。在我自己的研究中，我在创伤模型（创伤发展的统计图表）中加入了反馈回路。也就是说，从一件事情到下一件事情之间，并不存在一条简洁明了的"因果链"，也并不存在一个明朗的结果。与之相反，结果会反馈到最初的起因。

创伤是一种杂乱无章的循环，所以说，这些反馈回路有助于解释创伤反应是如何发展的。例如，创伤经历会导致身体创伤症状、情绪过载以及创伤思维的产生，继而产生令结果事与愿违的应对机制。失调的应对机制的产生，首先会导致我们回避并中断与复杂情绪的联结。随着时间的推移，这种功能失调的应对机制或许最终将加重我们的身体症状或使情绪过载。然后，这便会引起更具创伤性的思维产生，并如此持续下去。深入理解周期性创伤循环的概念（以及打破这种循环）是本书及读者个人成长的核心。在本书的第三章中，我将更为详细地解释创伤循环中的每个阶段都会发生什么。

定义 4：创伤是因创伤性经历所导致的一种对于自身、他人及世界的感官断联

从最初的情绪过载到创伤应对，创伤反应的每个方面都在某种程度上切断了我们与自己、他人和世界的联系。第四则定义体现了罗尼·詹诺福－布尔曼（Ronnie Janoff-Bulman）教授有关创伤的破碎假说理论，以及伽柏·马特博士近期著作的部分内容。在一段创伤经历中，我们的求生反应会导致我们与身体、心灵、感觉、经历和自我意识间产生不同程度的分离。后续的创伤反应会加剧这种与自我的分离，让我们更加远离自己的感觉，这也是应对创伤的一种方式。这些存在于我们信念中的反应和变化（如我很糟糕、世界并不安全、他人并不可信等），也会导致我们远

离他人、社会支持网络和我们所熟知的世界。抚平创伤总离不开重新建立联结，我将会在第三章中对此展开说明。

未经妥善处理的记忆

上面的定义可能有一些抽象，不过它们反映了可能难以关联起来的复杂过程，因此我不得不将它们囊括在内。虽然我决心让这个话题变得通俗易懂，但不得不说，提及创伤时，知识还是硬道理。

创伤其实算作一种未经妥善处理的记忆。想一想：你自己的生活中出现了多少旧东西？过去复杂的情绪、想法、信念、感觉或画面是否在反复侵袭你的生活？如果确实如此，那么说明这些困扰很可能与以往未妥善处理的记忆有关联。

"未经妥善处理的记忆"，这是个奇怪且抽象的概念，为了易于阐释这一名词，接下来我想谈一谈詹（Jenn）的故事。当然了，她的真名并不叫詹，不过这并不重要，除去名字，该故事的其余内容都是真实的。

在我生下儿子后不久，我在一个母婴互助小组里遇到了詹。当时我们都是新手妈妈，且都被身份转变所带来的美妙体验及来势凶猛的情绪影响着。在詹的女儿大约 3 岁时，她开始变得非常焦躁不安。只要她没有陪在女儿身边，哪怕时间非常短暂，她都会感觉胸闷且呼吸困难。她的大脑中会不断闪过各种消极想法：

我的女儿有危险，她的处境并不安全，而我现在无法到她身边保护她。社区医生诊断她患有广泛性焦虑症，并给她开了处方药，她也按时服用了这些药物。

一天下午，我在儿童防磕碰游乐中心碰到了詹。孩子们开心地嬉戏，我们也找了地方坐下来，之后她的情绪一下子崩溃了。她告诉我，她和自己的母亲鲁丝（Ruth）共度周末时，鲁丝对她养育女儿的方法进行了严苛的批评，并告诉她，她的软弱情绪和"精神状态"会对她女儿的健康造成可怕的影响。

鲁丝还给詹讲了一个詹童年的故事。鲁丝说，由于詹的父亲无法陪在她们身边，她以一种务实、高效的方法抚养詹。她训练詹变得有纪律、有条理。在詹3岁左右的时候，鲁丝升职了，这意味着她需要一周工作5天，且每天要工作更长时间。由于母亲工作时间的变动，詹不得不离开了当地那所她很喜欢的幼儿园，并被送到一所更大的全日托儿所。鲁丝承认詹根本不喜欢这家托儿所。詹会在下车时歇斯底里地大喊大叫，在鲁丝下班后来接她时，她时常显得非常憔悴。托儿所的工作人员也很诚实，他们告诉鲁丝，詹会害怕地抓紧工作人员，一天中的大部分时间都神经兮兮、泪流满面。这种状态持续了将近9个月的时间，而且在此之后也时常会出现。尽管如此，由于鲁丝认为自己别无他选，詹一直在这家托儿所待到4岁半，后来就被送到学校去上学。

詹和我坐在这个喧闹的游乐中心，看着我们疯狂玩闹、走路摇摇晃晃的孩子们时，我语气温柔地向詹建议，她的焦虑可能源自她3岁时的切身经历。由于当时周围都是吵吵闹闹的孩子，我很难向她解释清未经妥善处理的创伤记忆的复杂性，所以我给了她一份书单，并建议她回去后仔细阅读，同时我也告诉她我坚信的道理——没关系的，老实说，发生在你身上的这些事情意味着，当你清楚自己在被什么影响的时候，你就能克服它。詹确实去读了那些书，她逐渐意识到，她在童年时就有些未处理好的创伤记忆。她3岁时的记忆仍储存在脑海中，并仍与她学前时期的那些情绪、感觉和信念联系着。由于孩童时期被留在了令她感到不安的地方，使她产生了大量且强烈的威胁感，从而导致她的记忆过程，也就是生活经历的编码和存储出现了错误。快进到30年后，每次同她3岁的女儿道别时，詹的那些未经妥善处理的记忆，以及伴随而来的那些痛苦、消极的情绪、感觉和信念又被触发了。詹通过长时间的刻苦学习意识到了这一点。她找到了一位杰出的心理咨询师，这位咨询师采用了眼动疗法对她进行了治疗，并在治疗过程中融入了较为温和的躯体疗法。此后，她停止服用药物，并在同母亲划定的安全界限内继续自己的生活。

在这里我需要补充说明一点，蹒跚学步的詹在3岁时转学至新的托儿所，这件事情对她的影响延续了30年，这一现象是极端而且并不寻常的。大多数孩子都乐于去托儿所，并愿意展示自己在上学期间的画作，而不是备受创伤的影响。所以，如果正在阅读本书的您是一位孩子的家长，无须过度担心托管对孩子的影响。作为一名拥有3个孩子的母亲，我百分百理解那种焦虑、揪心的感觉，但我还是建议诸位意识到：詹在童年时期的反应是极端且并不常见的。如果你仍有所顾虑和担心，建议你阅读彼得·莱文和玛吉·克莱恩（Maggie Kline）的《让孩子远离伤害》（*Trauma-Proofing Your Kids*）。当然了，如果你认为自己的孩子正在受到创伤反应的影响，请即刻寻求专业人士的帮助。如今，当我正在撰写此书时，詹已经是一位令人钦佩、热情饱满、身心健康的女性了。她成功做到了，我相信你也可以，你的孩子也可以，如果他们需要的话。

在继续阅读本书前，请先看看下述内容。我在推特（Twitter）上发文征求了粉丝们对于创伤的定义。出人意料的是，他们的留言既充满智慧又真诚动人，所以我摘选了部分内容放在本书中。无论你的留言是否入选，我都十分感谢。

推特网友们对于创伤的定义

"在我看来，尝试理解或定义创伤就相当于在向一个从未感受过爱的人描述什么是爱。与其说这是一种奇特的感受，不如说这是一种改变生活的体验，这种体验会遍布你身心的每一个角落，它是独一无二的。"@Taylor_made4_ME

"一种致力于提升生存可能性的身心反应模式。"@denuya

"身体对于自身界限被打破时所做出的反应。"@spacedoutsmiles

"一种或一系列令人痛苦的经历，它威胁到一个人真正的安

全或感受到的安全，以至于压倒了一个人以健康的方式处理问题的能力。"@MsJenAlexander

"创伤是一种由于物质或能量系统正常化或恢复平衡能力被中断所产生的不和谐震荡态。"@photodrumguy

"创伤：一种寄生在大脑里的寄生虫，当我意识到它的存在时，它会搞砸的我的每一天／周／月。"@RTimoclea

"创伤是一种你无法控制的痛苦和折磨……它会严重影响你的情感，并干扰你健康应对机制的能力。"@grow_your_wings

"受令人高度痛苦或令人不安事件的影响，导致个体无法与其自我或世界观相融合。"@dorizener

创伤经历的核心

以下是看待创伤的另一种方式：

创伤经历 = 威胁感 + 不知所措 + 无力感

这个等式虽然看起来有些奇怪，但却颇受人认可，是我在重新思考、调整后对于创伤的第一部分解释。这个等式便是我们在本书中理解创伤经历的核心。

思考一下等式右侧的第一部分：威胁感。你能感觉到一件事情的主观性吗？我认为具有威胁性的事物不一定与你认为具有威胁性的事物相同。也许我成长在一个父亲恐高的家庭里，他会（既可能是潜意识，也可能是有意地）告诉我，所处位置的高低是对生命安全的主要威胁因素。所以说，如果我是一位有着这种经历的成年人，看到我的孩子已经爬到了树顶，我所感受到的威胁，要比没有这种经历的人所感受到的要大得多。又或者说，同其他很多孩子一样，我也因受家里人的教导而害怕陌生人敲门。因此在我 5 岁时，如果碰到陌生人敲门，那么相比没有这种经历的孩子，我所感受到的威胁就显得更大。我们父母的恐惧往往源于他们自身的创伤经历，他们会将从这种经历中所得到的经验教训传授给我们，但他们却没有意识到，这样做反而会导致孩子易于出现创伤反应。

感受威胁的这种主观性不仅仅源于我们在童年时期所获得的教导，也可能源于我们自己特有的生活经历。我获得的经验可能会伤害到我，而你获得的经验也许会伤害到你。没错，的确有些共同的威胁是所有人都能感受到的（例如海啸、歹徒持刀挟持等），其中很多都包含在本章后面所列出的极端事件中（第 18 页）。但其他许多经历所导致的威胁都更为主观一些，不是广义上会对每个人都有影响的威胁。

接下来是等式的下一部分：不知所措。我们也许能凭直觉知道这个词意味着什么，但我认为我们还是应该尽可能明确其意思。从本质上来说，"不知所措"意味着超负荷，意味着我们被某事或某物淹没了。我们陷在什么之中了？一种感知、一种感觉，或是一种意识，使我们认识到自己难以处理某事或某物。比如说，我们会认为自己的待办清单让我们有些不知所措。我们会感觉清单上的内容太多了，因此我们无法处理它们。我们会有意无意地认为自己不具备处理待办清单的技能、时间、精力和能力，从而感到不知所措。

在"创伤"这个背景下谈及这个词，则意味着我们会对看起来威胁太大（或者确实如此），感觉自己无法应对的事情感到不知所措。我们会认为这种经历太过极端，从而难以理解或给予回应，事实也可能就是如此。这种不知所措的感觉并不是静止不变的，它会随着我们的战斗、逃跑或冻结反应的刺激而不断增长（我会在第三章中对其进行详细介绍）。我们会被大量产生的荷尔蒙所淹没，被自己的反应压得喘不过气，我们会因此感到不知所措。

那么接下来，我们将要谈谈无力感。创伤反应的这一方面同其他两方面有着错综复杂的关联。我们感觉自身面临着无法应对的、巨大的威胁，并且会感到极度不知所措，而这一系列反应往往会导致无力感和无助感的产生。在经受创伤期间或之后，我们会感觉脆弱、犹豫、震惊和虚弱；或是感到渺小、受伤和泄气；很多人也会感到受挫、羞愧、尴尬以及缺乏底气。

但难点在于，我们的无力感和无助感往往很快就会转化成否认或愤怒，所以对于某些人来说，这可能是一种很难与其和解的情绪。感觉愤怒、深受伤害的人会大声宣泄他们的痛苦，以获取力量。因为他们被迫感到无能为力，因此他们会竭尽所能，以求不再体验那种无力感。但他们无法从宣泄中获取力量，因为他们仍会被困在那些过去的反应中。

重获力量是我们治愈之旅的关键部分。我们必须思考我们那些持续或触发型的无力感是如何影响我们现今的生活的。或许我们会放弃，或许我们会不再尝试，或许我们无奈接受得到的比应得的少的事实，或许我们会变得麻木不仁，或许我们会选择逃避或自闭，或许我们会接受他人的虐待或忽视，又或许我们能够制服并试图掌控他人，这一切都是因为我们仍沉溺在我们过去的反应当中。无论如何，迈向我们真正的自我，并由此与我们真正的力量建立起联结，都是获取自由和成长的关键。这是一个充满乐趣与力量、发展壮大的过程。我们呐喊欢呼，我们重获新生，这是我们从创伤中成长的一部分，这也是我们的新生之路。

自我限制信念

在经历创伤时以及处理创伤的过程中，我们每个人对威胁、不知所措和无力感都有不同的理解。不幸的是，大多数人会对自己和世界得出消极结论。这种消极评价的产生有很多种原因。其中一个原因是，感到威胁会将我们的思维推向一些颇为阴暗的方向，而另一方面则与我们当时得到的支持、肯定和认可有很大关系。许多人，尤其是在童年时期，经历了他人对自己情感的敷衍或无视（如："你没事的""别担心了""事情没那么糟"等）；而其他人可能遭到更为严重的否定（如："你真离谱""你能成熟点吗？""别那么过激"等）。得不到肯定的孩子将会内化自己的情感。简言之，这也就是说我们会在心里认为是自己的问题，自己应该接受他人的责备，我们所产生的情绪是不好的或是错误的，又或者是我们很糟糕或是我们做错了。这种类型的否定意味着我们贬低自我价值、感觉羞耻，产生了其他一系列关于我们自身和世界的消极念头。

然而，并不是所有经历创伤的人都会产生自卑和其他消极的念头。一些特殊的人会得出非常积极的结论。我会在本书第七章中谈谈这些人，以及我们期望你所拥有的思考方向。下文中所提到的是人们从痛苦和无能为力的经历（无论发生在童年还是成年时期）中所得到的常见结论：

- 我很软弱
- 我很无能
- 我受伤了
- 我是受害者
- 我很坏
- 我什么都做不好
- 我无法保护自己和他人
- 我无法阻止坏事发生
- 不能信任他人
- 人们很危险
- 人们很讨厌我
- 有人想抓住我

- 这个世界很危险
- 因为我是这种人，才会碰到这样的事情
- 因为我的所作所为，这样的事情才会发生
- 我所说或者所做的一切都不会改变任何事情

这些结论是受超负荷威胁和无力感影响所产生的情绪主导的认知反应。我相信你之前对此有所耳闻。在治疗或指导领域里，它们被称为"自我限制信念"。自我限制信念是一种根深蒂固的信念，我们需要在其继续增长之前找到方法将其解决或使其转变。自我限制信念是我们成长的阻力，是导致我们消极生活重复和模式化的主要原因。

重复和模式化的意思并不是指你会沉浸在"我受伤了"或"我所说或所做的一切都不会改变任何事情"的想法中。我的意思是说，这些信念会在你的潜意识里扎根，控制着你的思想、感觉和行为。它们不仅仅是思想，还是根深蒂固的信念，与我们的自我认识、身份、感觉和生活选择息息相关。

我之所以在此处提及这些消极结论，共有两个原因：首先，我认为思考过去的创伤如何影响我们对自己和周围世界的看法是一件有益的事情；其次，我发现之前与我交谈过的很多人都没有意识到，那些消极的自我信念实际上也是他们创伤反应的一部分。

这些信念并不是永久性伤害的标识。它们并不能全然映射外部现实，只意味着某人有尚未解决的创伤。他们身上发生了某些事情，可能是大事，也可能是日常所见、很平常的事情。如果发

生在 5 岁之前，他们甚至可能都记不清具体发生过什么了。不论具体如何，他们的肾上腺素、不知所措和无力感干扰了他们的思考能力。正是在这段时间里，他们得出了有关自己和世界的消极、有害的自证结论。他们认定自己是个失败者、受害者，他们认为旁人都不可信。

你应该知道，这些消极信念都是对创伤的常见反应，其中许多都列进了创伤诊断症状之中。花点时间，认真感受一下我所说的话。那些痛苦、不真实、自我限制的信念并不是全然关于你的，它们不过是面对创伤时所产生的常见反应。而在那一瞬间，你的威胁感、不知所措和无力感促使你产生了消极思想。而且，也并不是说你是个怪胎才会有这种消极信念。你不过是在面对压倒性威胁时，产生了和他人一样的反应：创伤反应。

想象一下，如果我们能在自己不知所措或受到威胁时，改变我们当时得出的结论。与其将经历视为我们软弱的证据，不如试想一下，我们可以把它当作自身坚强的证明。我们不是受害者，而是幸存者；我们并没有被损坏，我们依旧很完整；这些也并不是世界很危险的证据，而是经历创伤后，我们幸存下来或是变得更为强壮的证据。

T 型创伤

T 型创伤是指我们普遍认为的具有创伤性的严重经历。比如那些不同寻常（如自然灾害）、不被社会所接受（如强奸），或者公认很严重和痛苦（如战争）的一些经历。这类经历会让我们面临死亡或死亡威胁、严重伤害或性暴力等。无论是普通人还是专业人士（比如急救人员、护士、消防员或医护人员等），都有可能亲身经历或目睹这些事情的发生。又或者，我们可能了解到我们所爱之人曾遭受过这些。T 型创伤包括：

- 战争
- 童年时期严重的情感、身体或性的虐待
- 被严重忽视或遗弃
- 经历或目睹虐待
- 经历或目睹暴力
- 被强奸或性侵
- 灾难性伤害或疾病
- 自然灾害，包括地震、飓风、火灾和洪水
- 母婴难产（补充一下，这也是父亲 T 型创伤的一种）
- 丧亲之痛
- 严重事故
- 突发暴力或意外死亡
- 严重的人类苦难

在此处所提到的这部分，是我最不喜欢的内容。尽管我并不想列举一系列会让人心烦意乱、胆战心惊的人类暴行，但我不得不将其列举在内，因为这些 T 型创伤是促使你们翻阅本书的原因。如果我说我们中 70%~90% 的人（也就是说绝大多数人）曾遭受

过 T 型创伤，那么大家便能更好地理解这一部分内容的意义所在。正如我在前文所描述的那样，创伤关乎我们每个人。不论遭受过怎样的创伤，你都不是在孤军奋战。

当你阅读上述清单时，你有何感觉？你的身体有什么变化吗？在面对生活中一系列糟糕的事情时，感到有些沮丧或不舒服是一件很自然的事情。但也许你的反应可能不止于此：你感到焦虑吗？你的心跳加速了吗？或者你感觉心不在焉吗（开始置身事外）？也许你很难察觉到自己的身体感觉？这也很常见。

对于创伤的学习涉及感受、观察我们自身的反应。能够大致辨别我们对目睹或亲身经历的事情的反应，是令人感到舒适的（例如好的、愉悦的、轻松的、乐观的），还是感觉不适的（如不愉快的、紧张的、不安的、奇怪的、讨厌的），是一个很不错的开始。这为了解我们的触发机制、学习如何真切感受并表达感觉奠定了基础。不要等到阅读至本书的第三部分才开始学习，我们需要从现在便开始学习，一直学到本书结束。所以在你继续阅读之前，花点时间认真感受一下自己的身体，注意有什么变化。如果你注意到不舒服的身体感觉或情绪产生了，可以的话，请你尝试和它共处：靠近并观察它。即使你只能比平常多坚持一秒钟，那也是一场胜利。

其他 T 型创伤

彼得·莱文的畅销书《唤醒老虎》（*Waking the Tiger*）在1997 年首次出版，自那之后，该书已被翻译成 13 种语言，多次出版。莱文的研究和方法从根本上改变了我们对于创伤的理解。我对于创伤的第一部分解释（详见第 4 页至第 5 页）就源自他的作品，并在本书不同章节中都使用了他的躯体（身体主导）疗法。在他的新书《治愈创伤》（*Healing Trauma*）中，他写道：

> 说起创伤，也许我所学到的最重要的一点就是：人类（尤其是儿童）可能会被那些我们所认为的日常琐事压垮……创伤并不一定源于一场重大灾害。

创伤领域中的许多人会用术语 t 型创伤来描述莱文所提及的事件类型。这种创伤往往由被我们所忽视的日常经历所诱发，因为人们往往会错误地认为这些经历"不过是生活的一部分"。我并不太喜欢 t 型创伤这个叫法，因为它有一种这些经历微不足道也毫无意义的感觉。更为准确的术语表达应该是：基于新研究和证据所发现的会导致创伤的各种痛苦的经历。但由于这个表述过长，我们用"其他 T 型创伤"来代替稍显轻蔑的术语 t 型创伤。其他 T 型创伤包括：

- 严重的社会孤立
- 常规医疗程序或手术
- 日常事故、跌倒、摔跤或未遂事故
- 轻微交通事故
- 离婚

- 伴侣不忠

- 失业

- 企业破产

- 破产或濒临破产

- 感觉被忽视或不被爱（尤其是儿童时期）

- 霸凌

- 背叛

- 漠视（如需求未被满足、缺乏自我照顾等）

- 被抛弃或感觉被抛弃

- 社会排斥

- 父母的极端反应或反对

- 家里有人酗酒或吸毒

- 父母的心理健康问题（包括自恋等）

所以，我决定使用"其他 T 型创伤"这个词语来描述那些未曾被认定为创伤的经历。上述列表的内容并不详尽，因为任何会导致创伤反应的经历都可算作其他 T 型创伤。我希望上述内容已囊括你的创伤经历，但如果你并未从列表中找到，这也绝不意味着你的那些经历不被算作创伤。正如我一直所说的那样，只有你本人才能真正了解自己的创伤，只有你明确知道自己的反应。如果你有创伤反应，那么就意味着你正在被创伤所影响，尽管它可能未列入上表。

本书对于创伤的定义并没有按 T 型创伤和其他 T 型创伤来区

分。因此，在后续内容中我们不会经常使用这些表述。但就现状而言，对 T 型创伤（社会上普遍视作创伤的经历）和其他 T 型创伤（不被社会视为创伤的经历）进行区分还是很有用的，因为这种区分能够让大家注意到以往惯性思维中的错误点。它能够让我们开始注意到那些过去被视为有威胁、超负荷、令人不安的，却被我们否认和轻视的经历。

我们生活在一个快节奏的世界里，导致我们很少会给予那些未遂事件或情绪失控应有的重视，也很少花时间去调整。创伤反应往往得不到承认，就算是那些曾经经历过的人也很少会承认。

当我要你想想自己那些常见且易被忽视的其他 T 型创伤时，你都想到了什么？想想这些年来你所经历或是目睹的未遂事件；再想想某些骇人听闻的医疗程序；又或者想想校园霸凌或者开车途经的车祸现场；再或者想想那些儿时常会碰到的恐惧——被父母无视、忽视，甚至是他们并不爱你。这些都可能是那些得不到重视，没有花时间去调整的经历。也许没有人对你说过："你好像很害怕；你似乎有些恐惧，还有些不知所措……需要帮忙吗？"我想让你明白的是，那些让你感到危险、极度不知所措、身体突然"宕机"或被遗弃的时刻，都可能是你的创伤经历。它们可能至今仍会影响你的感受、思想、行为和反应。

这恰好给你提了个醒：当你开始正视自己的创伤，并决心有所改变时，其他人可能会试图阻止这一进程。"你为什么说上次去医院那件事是创伤性的？""他人那么好，你为什么说你们之间的关系是创伤性的？""你爸爸那么爱你，他怎么会让你受到创伤？"

诸如此类，如此循环往复。打起精神来，坚守自己不断增长的学识和洞察力。不知道创伤为何的人，并不能明白其中的道理。如果他们不明白这些道理，那么他们的观点也很难帮助你治愈自己。

我还想补充说明一点，并不是每个人的困难时期都会留下创伤。同样，某些列入表内的经历，也可能对某人来说并不算创伤。正如我一直强调的，我们每个人对于不同的经历都会做出不同的反应。对于很多人来说，这些经历可能包含困难与艰苦，也许有些人会认为它们很恐怖或令他们不安，但这并不意味着这些经历一定会成为创伤。我们对其做出的反应决定了它们是不是创伤。我们对创伤反应及其在生活中的体现方式了解得越多，我们便越能知晓一段经历究竟只是困难还是会给我们带来创伤。

情绪接地技巧

我遇到过很多人，他们曾经经历过创伤，却不知如何让自己重新振作起来。其中有些人已和咨询师进行了多年的沟通，但他们仍未充分学习到有关成长和韧性的知识，因此这部分内容十分关键。在此处，我们会首先大致了解一下什么是"情绪接地"，这是一个贯穿全书的重要概念，我们会在本书第八章中对其进行详细探讨。如果你对本章提到的内容感到不适，那么此刻情绪接地就能帮助到你。

"情绪接地技巧"听起来要比实际更加神秘一些，也许我们应该为它们换个新名字。简单来说，它们就是一种可以帮助你回归当下的方法。最根本的概念就是，无论你因何种原因（如压力、创伤反应、超负荷等）与自我和当下脱节时，它们能够帮助你重新与身体建立联结。它们能够帮助你提升自我调节和稳定情绪的能力，从而帮助身体机能恢复正常。其核心理念是让你能够坚实、可靠地锚定在当下，避免迷失在感情、忧虑、情绪或记忆中。

随着时间的推移，我们所掌握的情绪接地技巧能够让我们逐渐自发地在受刺激或超负荷时做出下意识的反应。这种情绪响应能够介入触发反应，打破身体症状、情绪、思想和行为的循环。经过长时间的学习和反复练习后，这一技巧着实能够让你有所改善。

我在本书介绍了部分我个人非常喜欢的技巧，它们能够对你的创伤进行最基础的急救。尽管这些技巧非常简单，但它们确实能够改变你的生活。我想，因本书读者所处的创伤治疗阶段不同，部分人可能已经开始使用这些技巧了。我希望大部分人都可以试试看。

这些技巧大致可以分成两类：获取安全感并重新联结身心，以及能量释放。我的建议是先使用第一类技巧，之后如果有必要（比如你感觉自己头晕、焦虑、精力过剩、心跳加速等），你可以在第二类中选择合适的技巧，将多余能量释放出来。如果释放之后，感觉自己缺乏安全感或断联感较强，你可以再次使用获取安全感并重新联结身心的技巧来进行自我调整。

如果在翻阅过程中，你有某些不舒服的触发反应，那么可以通过这些技巧稳定下来，再继续进行阅读。如果情绪无法稳定就匆匆继续的话，我们就无法专注于当下。在阅读过程中，我们过去的创伤（那些恐惧、不知所措、无力感和旧的信念）都会对我们联结事物的能力产生影响。让情绪接地并稳定下来，是我们保持清醒、收获自由与成长的关键。

只有在感觉安全的时候，我们才能得到治愈，真正感受到我们的情绪。你有没有想过，为什么很多人会在唱歌的时候哭出来？这是因为歌声会让他们感觉很安全，从而帮助他们与自己的身体以及情绪建立联结。反之亦然，在我们感觉不安的时候，我们无法正确触及自己的情绪。我们会处于僵硬、焦虑、麻痹和恐惧的状态，从而与我们自己和自己的情绪断开联结。你们中的有些人可能会经常感到不安，我时常会听到有人提到。我也有过那样的感觉。有很长一段时间，我渴望获取安全感，但我的潜意识里有一股巨大的阻力让我与我的感受隔绝，就是那些超负荷和困惑的情绪。我的潜意识让我感到不安（或焦虑、僵直、断联等），但实际上我并不需要这种情绪产生。这就是创伤中的悖论。我们希望恢复活力、收获安全感，但这一进程又牵扯到我们的情绪。很矛盾的是，对于很多人来说，维持在不安的状态要比充满安全感时更舒服（安全感牵扯到过去那些令人不适的烦心事）。

如果你向我展示了一系列能够助我重新联结大脑和身体（从而真切感受万物）的技巧，这可能会让我感到很挣扎，我可能会有"我只想掩埋我的情绪，并不想做那么多"的想法。此时此刻，可能你们中的某些人就有这种感想。这很正常。我建议你试试这些技巧，就当是在玩几场小游戏。敞开心扉，感受那些阻力，但不必逼迫自己做太多。看看接下来会发生什么吧。

如果你在和身体建立联结时感受到了恐惧，那么请停下来；

如果你在这一过程中感觉自身创伤症状增加了，那么也请停下来。我有时也需要在咨询师的密切帮助下获取足够的安全感，从而才能真切地感受自己的身体。可能有些人也需要如此。这没什么关系的，创伤的治愈过程本身就是缓慢且稳定的。我在引言中提到过，创伤的治愈之旅是独一无二、仅属于自己的。有些人可能会喜欢接地技巧，但对于其他人来说，掌握这些技巧实在很有难度。另一则我非常喜欢的有关治愈的说法是：拿走你想要的，剩下的就留在那儿。如果你暂时无法接受这种身心联结的技巧，这并没什么大碍。一切都由你自己来决定。毕竟，你最了解你。

情绪接地技巧

获取安全感并重新联结身心的技巧

- 多层迷走神经呼吸法之"四八呼吸法"[Polyvagal breathing (4/8 rule)]：数到 4 时，深呼吸至丹田；数到 8 时，吐出所有浊气。重复呼吸过程至少 4 次，理论上建议 3 分钟内完成。可根据实际情况自行调整。

- 多层迷走神经呼吸法之"鸣声呼吸法"[Polyvagal breathing (voo)]：深吸一口气，慢慢将其吸至丹田；呼气时，同时发出类似"鸣——"的低吼声，直至吐净浊气。慢慢来，每次呼吸都需要集中注意力。这两种多层迷走神经呼吸法（四八呼吸法和鸣声呼吸法）都能帮助我们激活交感神经系统（SNS）和副交感神经系统（PNS），从而给我们带来安全感。

- 大声讲出或在脑海中认真思考自己如今的身份（比如：我今年 38 岁了，现在住在澳大利亚，我有 3 个孩子），与当下重新建立起联结。与此同时，反复提醒自己，自己的某些反应已经过去了，并不属于当下（比如：我的那些反应都已经过去了，与现在的我没有任何关联，现在的我很安全）。

- 环顾四周，你能看到什么？（最好大声）说出你所看到的事物（比如：我看见我那张白色书桌上面有一个红色的笔记本；当我转过身，我能看见窗户外面有一棵大树）。想说多久就说多久。

- 与上述相似，不过这次是说说你听到了什么（比如：我听到一辆车驶过；我听到楼下有人在用水；我听见一只鸟在叫）。在这样做的时候，有人会觉得闭上眼睛更舒服。

- 站起身，感受双脚踩在地面的力量。将注意力放在你的双脚上，你的能量会随着注意力的转移而转移。感受双腿中的力量。一只脚先慢慢用力，随后另一只脚也是如此。

- 用力搓手几秒钟，然后合拢手掌。注意力集中在双手，感受双手传递过来的每一份感觉、热量和压力。

- 双臂在胸前交叉，给自己一个拥抱。反复挤压两臂外侧靠近肩膀的部位。

- 自我肯定。建议丹田发力，大声说出对自己的肯定。想说多少遍都可以。下列是我个人非常喜欢讲的内容：我现在很安全，我的情绪很稳定，我的意志坚定，我的身体强壮，我正在自我疗愈，我很健康，有人爱着我。

- 找到你感觉良好的身体部位。即便是很小的一部分也没关系，只要这部分的状态是安全且舒适的就行。调整并关注我们身体中感觉良好的部位，是治愈过程中的一个重要组成部分。对于一些人来说，可能是他们的拇指，也可能是他们的小腿肌肉，而对于另一些人来说可能是他们的臀部！试图找到一块感觉良好，甚至是舒适的部位。注意，确定这部分是舒适的，然后尽可能多感受几次。

能量释放

- 起床后，四处走一走、跑跑步、做做拉伸、扭扭屁股，做些你想做的运动或其他能让你感觉良好的运动。让你的身体占据主导地位，从而进行能量的转移。
- 对着空气挥拳，或是捶打你的枕头。
- 唱歌或者跳舞！想怎样宣泄就怎样歌唱或者舞动出来！

你可以从你感兴趣的技巧开始尝试。有时候一种技巧便足矣；而有时候，你可能需要连续使用多种技巧。试着将两种或三种组合在一起，并尝试更换掉那些不适合你的东西。是睁眼让你感觉更安全还是闭眼更安全？你喜欢坐着还是站着？这些技巧并不是一成不变的，所以你可以进行不同的尝试。你会知道哪种奏效，因为有用的技巧会让你逐渐摆脱过去的不知所措、焦虑、恐惧或自己和当下的断联状态。你所要做的可能就是反复练习，这样就行了。练习、练习、再练习。使用次数越多，你的身体反应就会越明显。但请记住，这样做的初衷是为了让你减少恐惧和刺激感。如果某项技巧加剧了你的症状，请即刻停下来。

预测新创伤的关键因素

在我们继续讨论之前，我想强调一些之前讨论时未曾多次提到的内容：此前经历的创伤是预测新创伤的关键因素。简而言之，如果你之前（比如童年时期）经历过创伤，那么你很可能会在今后生活的某次困难经历中产生类似的创伤反应。

意识到我们的神经系统在某次创伤经历后变得过度活跃，是我们理解童年创伤反应和成年创伤之间联系的一种方式。例如，我们对威胁的高度感知会增加对威胁的感知频率，从而诱发出某种创伤反应。

同样，这种联系也可用于理解被触发且未经妥善处理的记忆。在成年创伤经历中所经受的威胁感、不知所措、无力感，以及由此产生的情绪、感知和信念，可能会触发我们在童年创伤中所产生的旧情绪、感知和信念。这种反应本身（比如无力感）会触发过去未经妥善处理的记忆。所以，我们在成年后的 T 型创伤或其他 T 型创伤中所产生的反应，既可能是旧反应也可能是新反应。

但我并不是说所有成年创伤反应都是因童年的旧创伤被触发所产生的。首次创伤当然可能会在成年后产生，但根据我的经验，随着时间的推移，许多认为自己在成年后遭受创伤经历的人会在咨询过程中发现，他们的成年创伤实际是因过去的童年创伤被触发而产生的。这也就是为什么大多数咨询师经常会问道："你的童年是怎样的？"人们讨厌提及这个话题，但事实上，童年时期的那些感受、创伤、经历和信念往往是通往真正成长与改变之路的关键。

第二章
拨开过往重重迷雾——创伤记忆

第一章给出了创伤的定义以及创伤的分类，这部分内容属于黑白分明的；但第二章就偏向一些灰色和混乱的内容了。在本章，我们会了解那些让我们感觉不适的东西。我们将会探讨童年创伤、依恋创伤（源于婴儿时期与父母间的关系）、关系创伤（由各类人际关系所引发）和埋没创伤（已被遗忘的经历）。本章内容并不是那么令人愉悦，甚至算是比较尖锐的话题。但关键是，只有当我们直面并走向它们，才能真正地了解自己的过去。

童年创伤与否认情绪

童年创伤并不只是发生在童年时期的创伤。我之所以将其单独展开讨论，是因为尽管这是一个非常普遍的现象，但大多数人都假装无事发生。我逐渐意识到，每个人的童年好像都被一堵奇怪的砖墙所包围，上面写着"发生什么事情都不新鲜，假装无事发生，继续往前走"。童年第一条法则同电影《搏击俱乐部》（*Fight*

Club）中的一样："禁止谈论此事。"所以在我问成年人是否遭受过语言虐待时，他们会下意识地回答我"没有"。这时我会稍微等待一会儿，然后温柔且礼貌地了解他们的童年。之后，我可能会重新提起这个问题："那么，当你还是孩子的时候，你有遇到过语言虐待吗？"这时候，伪装的面纱就掉了下来，他们终于开始坦诚面对幼时的自己，继而会回答道："是的，在我小时候确实发生过这样的事情。"

我们会否认并尽可能忽视童年创伤事件的存在。我明白人们为什么会这样做，因为童年的记忆告诉我们要继续"演出"。但如果我们想要成长，那么关键就在于我们必须要停止这种行为。这些事情在我们的生命里留下了印记，造成了不同程度的创伤反应和循环，而且至今还在影响着我们。尽管直面这一事实会让人很不舒服，但我们仍要尽可能地去做，因为这一点至关重要。

不单是童年创伤，所有创伤的解决难点都在我们的否认上。对于许多人来说，承认我们的确经受过创伤就算是成功了一半。当我们开始这样做时，事情就会有所转变。对于很多人来说，"创伤"这个词很可怕。人们认为承认某事的痛苦，就像承认我们无法应对它一样棘手。许多人认为，一个人之所以会经受创伤，是因为他或她过于软弱。我并不赞同他们的观点。这并不是因为软弱和敏感，而是人类本能的自我保护才导致创伤的产生。

如果我们不再询问"我怎么了"，改为询问"我对什么产生了反应"，那么我们的人生可能会朝着完全不同的方向前进。从社会层面来看，如果我们所有人都能不再问"那个人有什么问题"，而是问"什么导致那个人做出这样的反应",也许我们都会将关注点重新放在真正需要关注的问题上了:创伤。我并不是唯一渴望重塑大家对创伤和心理健康看法的人,你也可以加入我们,转变自己的观点,将一个人的心理创伤视为对其过往事情的反映。

承认某件事情是创伤意味着每个人都应该审视自己的言行。一个人的否认或指责不仅会影响自己,还会影响在场其他人的态度,大家都会开始下意识地为自己开脱。如果我们能假装无事发生,那么在场的每个人都会感觉更舒服。如果你从未向母亲挑明她的攻击性、暴力倾向和语言虐待对你造成了创伤,那么她就不会感觉心痛欲绝;如果你不称其为创伤,你的父亲可能就不必思考为什么他忽视了当时发生的事情;而你那位会指出某件事情不正确的姨妈,也无须思考她否认此事的原因。如果我们不点明这是创伤,那么我们就能一直维持住表面的和谐,假装一切都很完美。我们便能够控制局面,不必直面现实的苦楚。无论是作为一名专业人士,还是作为一名身处治愈之旅的咨询者,类似下面的故事,我多年来听过无数个版本:

"我的妈妈确实喝了很多酒,但不得不说,她还是一个很有趣的人。只是有几次发生的事情我不是很喜欢,比如她在派对或其他场合喝了太多酒,说话含含糊糊或者经常摔倒的时候。这件事情对我哥哥的影响要更大一些。他似乎将这个问题个人化了,而且他从不喝酒。在妈妈喝酒的时候,哥哥会发很大的火,但我倒是没什么感觉。"

"我感觉妈妈和我们很疏远。她经常会感到悲伤或者焦虑。但我确实不知道应该怎么做才能帮到她。在我妹妹出生后，妈妈患上了严重的产后抑郁症，为此我替妹妹感到难过。我记得有几个假期，妈妈看起来精力充沛，但大部分时间都是坐在那里静静地看着我们。她从来不会大吼大叫，我们都尽力不让她感到沮丧，我们希望她能开心起来，或者不那么忧郁。虽然这件事挺让人难过的，不过能和妈妈保持这样不错的关系，我感觉自己已经非常幸运了。"

"我爸爸经常外出工作，几个月才会回来一次。每当他休息回家的时候，家里的氛围就变得很不一样了。某种程度上来说，我和妹妹都很害怕他。并不是说他很恐怖，只是他的脾气不太好。他只打过我几次，每次都是因为我不听话。我记得我故意惹他生气时，他会突然冲我发火。我认为他不太喜欢小孩子在身边。不过我长大以后，我们的关系就好起来了。"

"我真的不喜欢上学。不过上学还好，主要是我感觉学校里的孩子很难相处。我只有一个好朋友，其他孩子都不喜欢我。我完全搞不明白这是为什么！我猜我可能确实很讨人厌。大部分时间，他们会说我'废物''笨蛋'，或者把我排挤在外。我记得有几次，他们变得很凶，打了我一顿，但他们并不是经常打我。学校里的孩子太多了，上学对我来说太痛苦了，就像是历经劫难一样！"

"我哥哥在我小的时候被车撞了。真是太可怕了！他本来在人行道上骑车，后来不小心摔倒在马路上了。我当时冲过去想拉他起来，但还是没来得及。后来，他在重症监护室住了6周，当时情况不太好，爸爸妈妈都担心他可能撑不过去。我发誓这件事对他们的影响很严重。自那场事故之后，他们一直都非常保护他、关注他，这点我完全能理解。我担心哥哥，也担心爸爸妈妈。即使我外出上学，我也尽全力去照顾他们。"

"我记得那个男孩叫西蒙（Simon）。当时我大概是8岁，他应该是12岁。我们乘校车上下学的时候，他总是把手伸进我的裤裆里。这让我太尴尬了，我当时整个人都僵住了，只能任他作为。我记得那感觉太糟糕了！我以前从没告诉过其他人，我真的很尴尬我没能制止他。"

你能感受到藏在这些故事里的否认情绪吗？那是一种令人讨厌、不愉快且刺耳的感觉。当有人说了一些让你感觉不太对劲的话的时候，你就会有这样一种奇怪的感觉。我听过各种版本的童年创伤，这些故事都被相同的磁场环绕着。在我参加过的所有会议和主持的小组活动里，总有人（通常是那些日子过得很艰难的人）在否认他们小时候的痛苦经历。他们会讲一个类似上述的故事，所有人都知道这些事情并不对。他们所讲述的经历既让人感觉不适，也不能说微不足道。我们都在想："这听起来实在是太糟糕了，你真是遭了不少罪……当然了，那肯定不是什么巧合。"

那么，为什么即使在事情发展并不顺心的情况下，我们还是会否认童年经历可能与我们碰到的问题有些许关系呢？虽然如果我们不执意刨根究底的话，我们自己和家庭都会感到比较轻松。但是这一切，还是涉及某些深层次的问题。数百万人看过布琳·布朗（Brené Brown）有关羞耻与脆弱的 TED 演讲，她的研究和她讲的故事都很棒。但我还是想让你知道，在羞耻感来临前，猜猜看，什么会先到来？没错，是创伤。羞耻感是一种因创伤经历而产生的常见反应。所以我们因为什么而感到羞愧？这个问题就比较私人化了，但你认为上述例子中的那些人是因为什么而感到羞愧？你的猜测是怎样的？

我认为上述这些人大概是因他人对待他们的方式而感到尴尬，并且他们认为如果自己能表现得更可爱，那么就不会遭受这样的对待。他们因遭受本应爱和尊重他们的人的恶劣对待而感到羞愧。一位酗酒的母亲、一位身患抑郁症的母亲、一个会打人的父亲、一所存在校园霸凌的学校、两位无法一视同仁的父母、一个依仗年龄力量欺负弱小的人。这些讲述故事的人理应得到更好的对待，但因为羞愧，他们至今仍无法坦然面对过去。你知道为什么我知道这些事情都是创伤吗？若非如此，这些讲故事的人都应该很坦荡。他们可能会说："那个年纪大的男孩真混蛋，竟然摸了我一下。"他们不会试图隐藏起这些事情，也不会找借口或者感觉尴尬，他们同样不会有羞耻感。

依恋创伤

上述我所提到的部分童年经历是因"外部事件"（如车祸）引起的，但如果你仔细观察的话，你会注意到大部分都是因人际关系尤其是亲属关系引起的。依恋创伤是一种特殊类型的关系创伤，是指婴儿或幼儿在情感上或身体上被父母忽视或虐待所产生的创伤。

依恋，指的是婴幼儿同其父母或主要监护人之间的关系。随着双方关系的发展，孩子及其父母间应建立起健康的情感纽带，双方需要在情感上保持一致。如果孩子看起来很悲伤，那么其父母应注意到这一点并予以回应；同样，如果父母表现出愤怒，孩子也需要理解这一情感所表达的内容。这种情感上的一致性就是联结，也就是依恋纽带。在这些最初的关系之中，我们学会了如何调节自己的情绪（也就是说我们学会如何区分、理解并控制情绪）；我们认识到了自己是谁，以及我们和他人是什么样的关系；我们明白了自己的情感很重要，需要我们去关注；我们意识到了自己有多重要，了解了自己的价值。

父母始终如一的照料、关爱和关注会让孩子与父母建立起稳定的依恋纽带。孩子能从这段关系中获取安全感。他们认识到自己的立场，知道自己可以依靠父母，明白自己是可爱的，也是被爱着的；孩子会感受到有人在关注他们、倾听他们的想法。一个有着充足安全感的孩子，能在父母所给予的有意义、始终如一的关爱中发展出完整的自我意识。听起来非常棒，是不是？

如果一个孩子在情感方面被忽视，且与父母无法在情感上保持一致，那么事情可能就不太妙了。两方会建立起一段不可靠的依恋纽带，而且孩子无法从这段关系中获取安全感。他们会认为自己无法依靠父母，也无法感受到父母的爱，或许还会认为自己并不可爱。他们会感觉自己仿佛是背景板，他们的情绪会被忽视或漠视，感受不到关注和重视，从而产生一种无价值感；他们会认为自己的存在对所爱之人没有任何价值，可能会由此发展出支离破碎的自我意识，这意味着他们的身份感很弱、很模糊，他们不清楚自己是谁，无法在和他人的相处中找准自己的位置。不可靠的依恋关系会影响我们如何感知自我、如何看待自己和他人的关系。

幼儿与父母建立的不可靠的依恋关系，可能会导致幼儿产生依恋创伤。事实上，这种创伤与其他创伤没有区别。婴幼儿的生活全然依赖成年人。由于他们完全依赖父母，他们可能会面临巨大的生存威胁（如果父母不照顾他们，他们会面临死亡），从而变得不知所措，且无力改变自己的处境。回想一下我们在第一章中提到的等式。当孩子感觉到了威胁（他们的父母无法或不想满足他们对生存、关注或爱的需求），且被这种巨大的威胁和无助感所压倒，由等式"威胁感 + 不知所措 + 无力感 = 创伤"可见，他们会因此产生创伤。我单独讲述这种创伤，是因为它关联了很多其他内容，但它的本质并没有变。

这种不完善且创伤性的初始关系会对我们产生深远的影响。这些最初的依恋关系会成为一个人发展后续关系的蓝图，它们指导我们应该对他人作何期待，以及我们应该如何看待自己和他人的关系。如果你的依恋模式很稳定，那真是太好了；如果它里面存在创伤和不稳定因素，那可能就不太妙了。我们认为自己知道在描述他人稳定或不可靠时所表达的意思，我们在大量使用这些术语，这些术语源自依恋研究和理论。一个缺乏安全感的成年人，会在今后的生活里逐渐展示出婴儿时期所学到的关系模式、恐惧和异常技能。

关系创伤

依恋创伤是关系创伤的一种，而关系创伤是一种从某段高度紧张、复杂、被忽视或被虐待的长期关系中发展而来的创伤。大多数情况下，关系创伤指的是成年之前的关系，但成年后的某些虐待关系也会被称为关系创伤。关系创伤并不只限于依恋创伤。儿童虐待、性虐待、性骚扰、强奸、心理和情绪虐待、霸凌、家庭暴力、自恋虐待、遗弃、情感痴缠（即无法在家庭关系中找准个人界限）、被排挤、复杂的悲伤情绪、创伤性损失、其他形式的依恋背叛或中断都属于关系创伤。

关系创伤会对人际关系产生严重的影响。如果这种影响涉及父母，那么就意味着依恋纽带将会严重受损，但关系创伤影响的方面比依恋创伤更为广泛，因为它涉及各类型的人际交往。它关乎信任、安全感和联结。或者更确切地说，关系创伤所要谈及的是如何打破这些影响。

我并不打算过多赘述关系创伤的细节内容，我打算先和你们聊一聊麦克斯（Max）。

在我 27 岁时，我在一所休憩中心遇到了麦克斯。他此前从未参加过这类静修活动，所以他显然有点被吓到了。他一直沉默寡言地待在一旁，就像一名旁观者，而不是参与者。第二天，我们便直接进入了探讨童年创伤和羞耻感的艰难的环节。在这一环节里，我们将会展开深入探讨，梳理自己的经历并谈谈自己的看法。我们所分享的核心内容是"健康的羞耻感和有害的羞耻感是截然不同的两回事"。而且，我们身上那些有害的羞耻感往往是强行从他人那里接收到的。

麦克斯和小组的其他人讲述了他与父亲之间不稳定的关系，他的父亲是一名典型的自恋者。麦克斯的父亲有一份需要经常出差的工作，而当他在家休息时，他要么和朋友们喝酒，要么愤怒地将自己锁在书房里。他非常自大且完全专注于自身，因此，显然他很少会关注到麦克斯的需求，或是无视他的感受。他的父亲要么显得很残暴（麦克斯并未如此描述），要么就是在生活中缺席，要么就是喝得酩酊大醉。麦克斯在描述他的童年经历时，反复提到了一个词——令人困惑。

作为一名成年人，麦克斯在工作中耗费了全部精力。后来他遇到了一个女孩。他思考未来的人生时，既担心自己会成为父亲那样的工作狂，也非常害怕失去自己的女朋友。他无法真诚对待各种人际关系。无论是和合作伙伴还是和伴侣的关系，都让他感觉超出了自己的掌控范围，令他困惑不已。

麦克斯最为突出的一个问题在于，他认为他父亲没什么不好的地方，他把这段糟糕的关系形成的原因全都归结于自己。虽然他并未如此表述，但我们每个人都能听出他话里话外的意思。他提到自己小时候很麻烦，需要他人的很多帮助；他说自己是个相当迟钝的孩子，所以像他父亲这样聪慧而风趣的男人，一定无法忍受这样的孩子在身边。你能感受到那些让人觉得矛盾的时刻吗？就是那些你明显能感觉某人嘴里说的话并不是他们的真心话的时候。这就是我听到麦克斯说他认为他父亲很可靠时的感觉，这听起来就感觉很不真实。我相信宽恕和放下的力量，这些是我治愈自己时的关键部分。但是麦克斯并没有原谅他的父亲，他不过是在第一时间否定了问题的存在。

麦克斯带着他的苦恼来到了这个休憩中心，但事情并未按原本的方向发展。尽管他表面上还在否认这个情况，但他的直觉与本能还是帮助他达到了目的。在这为期4天的活动中，他从否认对父亲的愤恨及关系创伤与羞耻感，到接受了这一切。他意识到自己长期的超量工作是因为害怕失败，恐惧长期情感关系是因为害怕被抛弃。他的否认、羞耻感、超负荷和困惑都源于关系创伤本身。

尽管他带着悲伤精疲力竭地离开了休憩中心，但重要的是，他找到了希望、原因，以及充实力量、联结自我与现实的方法。最后提到的"现实"很重要。关系创伤会让我们变得疯狂起来，它会让我们加倍自我反省，质疑自己的直觉、感觉、想法，甚至是我们自己。麦克斯小时候一直生活在一个阴郁、混乱的家庭体系中，其中混合着令人费解的父母的自恋、情感遗弃和羞耻感。

有人告诉了他某事，但他注意到的是另一件事；他向他人表达了自己的感受，却被告知这种感受不对。见树不见林。但在离开中心时，麦克斯坦然面对并承认了自己的过去与现在。他将这段经历称为"创伤"。他对着创伤喊道"够了"，然后夺回了生活的主导权。

埋没创伤

埋没创伤指的是那些记不清具体情况的创伤经历。尽管我们可能会对其仍有一些记忆片断，但并不能清楚地回忆起当时的具体情况了。这些片断也许是在我们梦中出现的一个清晰的画面或场景；也许是闻到某种香味或身处某一类房屋时脑海里突然闪现的画面；也许是一些毫无意义的随机的想法、画面、感觉或情绪的集合。无论如何，这类片断都不会给你带来愉悦感，它们通常会让你感到恐惧。

或许根本没有什么画面或片断，只是一段空白的记忆；也可能是一种铺天盖地的恐惧或无助感；又或是因为一段没有缘由的羞愧感；没准不是恐惧或羞愧，而是愤怒。诸如此类的创伤缘由不胜枚举。但我想说一下本书的核心内容：如果你会被某种强烈的消极感、情绪或想法反复困扰，那么这种情况可能源于自身的创伤，它可能是你创伤反应的一部分体现。

这些难以解释的经历往往会令人深感困惑，而且也非常普遍。我们所要寻找的是你的情绪、感觉和认知的触发模式。不断重复困扰你的事情，会把你带回到创伤之中，它会让你意识到什么事情被遗忘掉了。所以说，如果你回想不起具体的创伤经历，并不意味着你不受创伤的影响。有创伤反应，就意味着创伤存在。

有几种不同类型的创伤经历通常会被人埋没和隐藏。其中一类比较显而易见，我们很难会记得 3 岁前发生的事情。而且最新研究表明，大部分人很难记住 7 岁前发生的事情。所以说，无论在你身上发生过怎样的经历，如果这件事情发生在你很年幼的时候，你极有可能记不清当时的具体情况。

建议你在此花点时间回忆一下有关依恋的内容。依恋关系一般在 3 岁前形成。你也许不太能记得婴儿时期的情况，因此这段关系就被埋没了。一般来说，关系创伤，尤其是依恋创伤，往往会被埋没。之后，尽管你记不清当时的具体情况，但你仍会保留着对其的创伤反应。这种反应会影响你的躯体、思想、人际关系、健康和工作。无论是精神创伤还是躯体创伤，如果发生在你的幼年时期，你都会对其有所反应。你会带着这个反应一起生活下去，但那份记忆却被掩埋了。

根据定义，还有另一种类型的创伤经历被掩埋了——代际创伤，它可以由父母、祖父母和祖先传递给我们。在心理学和神经科学领域，越来越多的证据表明，我们承受着前人的创伤。情绪学习和社会环境是其中一种解释。因此，如果你的父母或其他监护人曾经受过严重创伤，那么这种创伤可能会通过在依恋创伤部分中所提及的相似机制传递给你。而这类受创父母的创伤会严重干扰他们与孩子的互动方式。

表观遗传创伤比代际创伤更令人难以理解，它意味着某人的经历可能会实际改变其 DNA 的表达。如果你是个科学迷，那么你可能会了解什么是"表观遗传学"。如果你和大多数人一样对这个名词不太了解，那么可以参考下述的基础解释：

从字面上看，表观遗传学的意思是"在遗传学之上"。它所指的是那部分会被特定外界因素（如饮食、睡眠等）改变的 DNA。为响应我们所处的生活环境，某些微小的化学标签会添加到我们的 DNA 中或从中移除。这些标签能够在不影响其遗留的 DNA 的情况下开关基因，帮助我们适应特定的环境。基因相关的 DNA 序列不会被改变，但其表达会产生变化。我们自出生时就有自己的 DNA，在环境的影响下，逐渐形成独一无二的 DNA 序列。直到最近，我们仍会认为所有表观遗传物质会在精子和卵子产出时重新编码。我们认为每代人都有机会利用、调整其家族基因编码。但现在我们知道了，某些表观遗传层是直接遗传给我们的，它们对我们有着巨大的影响。你父母所经历的事情，可能会真切地影响到你和你的孩子，甚至是你孩子的后代。越来越多的研究表明，创伤经历会对表观遗传层造成影响，而产生变化的表观遗传层会遗传给下一代。人类研究发现，生理和心理创伤特征会代代相传；动物研究发现，恐惧和威胁导致的敏感性也可以遗传下去。

无论是小时候发生的经历、父母如何抚养我们，还是我们遗传下来的创伤，我希望本章内容能让你意识到创伤可以且往往会被掩埋。埋没创伤会导致一个人极度困惑，因为他们遭受创伤的影响，却无法回忆起任何内容帮助他们判断自己的症状。他们的身体和情绪都在诉说他们有创伤，他们却无法想起任何能帮助他们找到答案和解决方法的内容。因为无法通过任何有意义的方法理解创伤，导致他们愈发感觉到困惑与羞耻。

在这里，我要和你谈谈我在治愈创伤这一路上碰到的那些不同情况的人，其中包括遭受埋没关系创伤或普通埋没创伤的人。之所以会想到这么多人，是因为有太多人遭受埋没创伤了。甚至其中还有我自己的故事。但我并不打算聊自己的事情，我打算和你们说说山姆（Sam）的故事。因为多年前，听到她的故事后，我的世界发生了改变。我反复审视她和她的生活，我发现她的经历不仅对她和我有益，甚至对我们每个人都有帮助。山姆的故事帮助我深刻认识了创伤，以及创伤所能带来的危害。

在康复中心工作时，我遇见了山姆。当时我在为互助小组提供服务。山姆当时 42 岁，刚刚因酗酒和临床抑郁症住了院。她是一个迷人又机智的人，我一下子就对她产生了好感。在一次小组活动后，当我从走廊路过卧室时，我听到有人向我喊道："你好啊！萨拉小姐！你的靴子很好看！"那是山姆。我发现她正躺在床上，向门口张望着。我笑着回答道："谢谢你，山姆小姐。"她让我过去，坐在旁边和她聊一聊。我照做了。我们聊了聊中心的那群人，然后我问她是如何找到这里的。

她说："我感觉自己在这里说什么都可以，没人会批判我。这点我还有些不太习惯。"

山姆告诉我，她意识到自己从未真诚地面对他人和自己。她解释道，她并不认为自己有临床抑郁症，但可能有"临床羞耻感"。

她向我讲述了她是如何带着一种隐蔽且痛苦的感觉度过前半生的。她告诉我她小时候做了些可怕而且错误的事情，经常会感觉自己内心深处有一种恶心感。她非常努力地工作，就是怕别人察觉到她到底有多恶心和堕落。

她说，有时候那种恶心感太过强烈，她会自残。她描述了自己时常感觉抑郁、绝望和试图自杀的状态，还说她觉得自己过去一年里真的失去了理智。她每天酗酒，并不是因为想喝，而是因为她认为这是唯一能阻止她恐惧、焦虑和害怕的东西。

她几乎是在事后才想到，山姆说："这根本毫无价值，什么都改变不了。有些人的确能回忆起自己糟糕的经历，但我只能做些关于邻居家房子的奇怪的梦。也许的确发生过什么，但也可能我只是个'怪咖'。"

我坐在山姆旁边，静静地听她讲这些事，直到有人敲门提醒她下一场小组活动马上开始，她才匆匆离开。我一边走向员工室，一边思考她的悲痛和困惑。

我和她一样，也想知道为何她（或者有类似经历的其他人）最终会变得如此羞愧和自我厌恶。我找出了山姆的档案，看了看她的治疗方案。在最后，她的心理师写道：

"与童年时期邻居家房子相关的侵入性创伤记忆。建议采取眼动疗法。"

这份简短的临床诊断颇具说服力。我知道山姆很可能在非常小的时候经历过创伤，但她本人已经记不清具体发生了什么。她身体的某些部分知道这份创伤，但她本人并没有这部分的完整记忆，这导致她一直活在一种充斥着羞愧、恐惧和自我怀疑的混乱之中，濒临崩溃。她所描述的惊恐、焦虑、羞愧、自卑、自残、酗酒和情绪低落，都是其创伤反应的一部分。在那一瞬间，我突然意识到创伤也许会潜伏在经历之中，悄无声息地挑唆我们怀疑自己的理智和价值，刺激我们最终走向自我毁灭。

在山姆接受了不同咨询师的治疗后，她能回想起更多有关童年的事情。虽然还不能回想起所有事情，但这已足够让其明白，她在幼年时期就多次遭受邻居的性骚扰。她意识到现在的痛苦是对过去所发生的事情的一种反应。在山姆接受咨询后，她不再羞耻地逃避自己最深层的恐惧（类似"在我身上发生过什么""我不完整了"），而是回到原地，直面真相。6个月后，当山姆离开康复中心时，她已经清楚地了解了一切，不再困惑，不再自我怀疑。而这种明晰正是她通往自由人生的关键。

第三章
感觉自我遥不可及——创伤反应

出于很多原因，我不会在本章中使用新的方法来解释创伤。为什么我会这样说？因为创伤是由我们自己的创伤反应所确定的。所以在第一章中，当我定义创伤的时候，我实际上是在定义创伤反应。不知所措、无力感、战斗、逃跑、冻结、创伤信念和未经妥善处理的记忆，这些都是创伤反应，是创伤的要素。我们的创伤引发了我们的反应；我们的反应代表了我们的创伤。

本章增加了很多细节内容。我们将对核心反应和其他不寻常的反应做出区分，从而更为细致地研究自我的断联、内在牢不可破的核心、创伤循环、触发机制、压力和 PTSD。到本章结束时，你也能成为一名创伤领域的专家。

牢不可破的核心

这辈子你一定经历了很多。你可能经历过某些困难的时刻，其中某些经历可能是创伤性的。但请听我说：你，没有任何问题。

我们每个人内在都有一个牢不可破的核心，隐藏在我们所有反应之下，它就在你的思想、行为、自我和外部身份之下。你们中的某些人在阅读本章内容之前，可能已经得到了诊断，也许医生告诉你，你患有抑郁症或焦虑症，也可能是 PTSD。我需要明确一点，我并不是在反对医生的诊断。我只是对于"你有问题"这个观点持怀疑的态度。在我看来，你并没有什么问题，因为你的内核既强大又美丽。

创伤反应导致我们与创造生活的那部分自我脱节。我们每个人都有一个美丽的、必不可少的核心，而创伤反应将我们与这个牢不可破的核心分离开来。它们在我们与最为理智且更具本能的自我、价值感、目标感和归属感间建立起了围墙；它们让我们远离了身份感，让我们难以理解我们是谁以及为何存在于此；它们导致我们无法感知身体，削弱我们的存在感，让情绪无法接地；同样，它们还导致我们与社会自我和人际关系中的自我认知断开了，导致我们整个人都感到脆弱、迷茫和遥不可及。

无论这种断联感是轻微的、可克服的，还是严重到难以面对的，我们都需要思考"自我"这一概念是什么。我们都需要考虑过去的伤痛是如何错误地影响到我们的认知，让我们误以为自己是破碎的。但实际上我们所要处理的是与自我的断联，这种断联需要进行人为的修复，但你还没有将其修复。

在本书中，我称其为"我们牢不可破的核心"；有些人称其为"灵魂"，也有人叫它"精神""本我"或"高我"；还有人称其为"心脏""神圣火花""生命力""本质""心灵""爱""赋能"等等。这些术语都是人类曾用于形容体内难以描述的生命力的。一股强大的力量维持着生命，将所有单原子聚集在一起。无论你认为这股力量是自然形成的，还是某些神圣的力量造就的，它都是真实存在的。它让你与周围的人和事建立联系。无论你怎样称呼它，无论你感觉自己与其距离有多远，它都在那里。我向你保证，如果这股力量不存在的话，那么你就活不下去了。如果你的心脏还在跳动，那就证明你拥有着这股温柔、强大、治愈的能量。这是属于你的平和、你的力量、你的未来。它存在于当下，存在于你的每次呼吸、每个想法中。正是这种能量将一切汇聚在了一起，这是你的港湾。与你的身体、外在身份和所有反应不同，这一重要部分是永远不会改变的。无论你多大年纪，无论你每天过着怎样的生活，无论你何时联结到它，它都永远不会被改变。与生活中的许多事情不同，这个核心及其流入、流出的能量是完全可靠、可预测、充满包容和爱的。你可以用各种你感觉舒适、自然的词汇来描述它。你可以称其为"爱""灵魂""能量""平和""光"等等，用什么词来描述它并不重要，重要的是你能够在内心深处找到一个强大、完整的治愈空间。

在你开始思考自己的创伤反应前，我希望你能（真的去）尝试坚持这个观点：你的核心是坚不可摧的。是你的反应让你远离了它，但它并未消失或离开。事实上，无论你走向何方，它都会在原地等着你。你的反应是外在的，而你的内在仍是美好的。

创伤循环

创伤循环由一长串相互反馈的反应构成。这种循环会逐渐将我们与自我断联。下一页中简单的图示表达了我的意思，在图示下方还有一段叙述性说明。我希望你能通过这两种解释对其有一个清晰且明朗的理解。

威胁感

我们感觉自己受到了威胁。它可能会成为最初的创伤，也可能是刺激我们回想起最初创伤的触发器。

生存反应

我们所察觉到的威胁激发了我们的生存反应：要么战斗，要么逃跑。这是一种自发的、本能的威胁反应，由我们脑内杏仁体触发，从而引发大脑和身体里一系列的神经和激素变化。这些变化(其中包括肾上腺素和其他唤醒激素的爆发)发生在几毫秒之内。这是我们身体响应威胁的"或战或逃反应"。

多层迷走神经理论表明，如果我们的神经系统过于兴奋，副交感神经系统中的一条主要中枢神经——迷走神经，将会关闭整个神经系统，从而导致我们进入第三种生存反应：冻结反应。儿童特别容易产生冻结反应，因为这种反应会抑制唤醒激素的产生，方便我们装死、隐藏自己。

生存反应可以是短暂的，也可以无限期持续下去。

更多相关内容，请参阅第 189 页的词汇表。

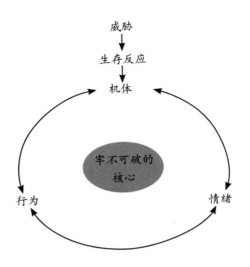

图注：创伤循环是一个发生在机体、情绪、认知和行为反应间的循环，由响应威胁的生存反应（战斗、逃跑和冻结）激发。这些反应相互影响，往往会加强彼此的强度。这种循环反应阻止我们与牢不可破的核心（即帮助我们存在于当下的核心物质）建立联系。

生理和情绪反应

我们将生存反应视为生理和情绪症状，这点很关键。生存反应和生理及情绪的反应是一回事。断联（感觉被隔离）和心跳加速是生存反应的生理表现，而恐惧和焦虑是生存反应的情绪表现。它们都是生存反应的某种体现，能够激发体内激素的产生，或关闭迷走神经系统。

事实上，大多数创伤反应（无论是生理、情感还是与认知相关的）都是神经系统和激素开关被操控的体现。

生理反应包括心跳加速、流汗、肌肉紧张、断联或隔离感、警惕、易受惊吓、感觉身体麻木等；而情绪反应包括恐惧、焦虑、羞愧、无助、愤怒、悲伤和情绪回避。这些情绪会作用在我们的身体上，我们能够注意到它们的存在，而且它们会影响我们的思维。

这些生理和情绪反应可能即刻发生（也就是说伴随生存反应立即响应），也可能逐渐发生。

请注意，本节中将生理和情绪反应组合在一起进行探讨，因为从本质上来说，这两者可以是一个整体。生理创伤症状是我们情绪表现的一个方面，反之亦然。将生理和情绪症状区分开探究就变得毫无意义。生理反应（如肌肉紧张）会立即触发情绪反应（如恐惧），而我们的情绪反应也会即刻引发生理反应。我们必须注意到其内在的联系，两者的存在就如同一枚硬币的两面一样。这就是躯体（身体主导）疗法对于治疗创伤十分有效的原因。当医生使用躯体疗法进行治疗时，他们能够让我们的神经系统恢复平衡，帮助放松紧张的身体并释放压抑的情绪。

认知反应

我们通过创伤思维对威胁与我们的生理及情绪反应进行思考、评估和分析。我为什么这样说？在创伤反应中，我们的思想是不平衡、不稳定或不理智的。关于这点，并未有相关事实验证或有效数据分析支撑。生存反应刺激机体产生大量激素，从而导致创伤思维的产生。我们会对所经历的事情和所受到的威胁做出认知反应。

就像我们的身体那样，我们的大脑会在创伤反应期间分泌出大量激素。这些激素会影响我们的记忆过程和思考过程，使我们有意识和无意识的认知过程出现问题。许多人会产生如困惑等认知反应。我们无法有逻辑地思考，但我们仍然能够进行思考。这便是危险所在。如果我们能告诉自己"我正在经受创伤反应，所以必须等到情况安全后，才能信任自己的思考结果"，我很怀疑这样做是否有效。但很显然，我们并不会那样做。我们会将在经历中产生的每个认知和评价都当作是事实那样对待，就像往常那样。我们并不会像拜伦·凯蒂（Byron Katie）要求的那样做，询问自己："那是真的吗？"我们的思想在飞速变化，它确实是极度消极的，而我们常常只接受自己所得出的结论。我们称自己为失败者，并告诉自己我们应该接受责罚。尽管这老生常谈，但我还是要说，这种创伤思维会加剧生理和情绪反应。也就是说，如果你告诉自己，你是个失败者，你应该接受责罚，那么你会感到更加恐惧和羞耻，而且情况并不会得到改善。

我们的创伤思维以及生理和情绪反应，会促进潜意识创伤信念的发展。我指的是我们得到的那些针对自己和世界无声且有害的结论。我在前文中提到过，这类信念包括"我很糟糕""我是不完整的""我不能相信其他人""我很无能""我将一事无成""我现在不安全"等。这类信念会在我们之后的人生里对我们进行潜移默化的影响。它们很容易被触发，但同其他更明显的反应（如焦虑等）不同，我们往往并不会意识到这些有害信念正在影响着我们的行为。

值得说明的是，"意识"包括三种不同类型的认知反应：有意识的创伤思维，如反复产生消极思想、针对自身和世界的极端消极思想等；不断发展的潜意识创伤信念，如"我毫无价值""我什么都不是""世界并不安全""我不能相信其他人"等；其他认知症状，如突然在脑海中闪过一些图像和记忆、困惑、注意力集中困难、脑雾现象等。

行为反应

我们的身体和情感在面对威胁时会产生各种各样的反应。认知反应会伴随着这些身体或情感上的反应产生，并且往往会使情况变得更为糟糕。那么现在让我们来谈谈行为反应。我们会使用不同的策略或技巧来应对身体和情绪上的症状以及创伤思维，这些都是我们尝试应对切身经历时所做的事情。

我们中的许多人会选择逃避。我们隐藏自己的感受、忽视自己的想法、避免讨论所发生的事情、躲避和其他人在一起，逃离一切可能会让我们感觉更糟糕（或者麻木）的事情。饮酒、强迫型分心（如看电视或查看手机消息）、强迫型忙碌（如整理或制订计划）、暴饮暴食、节食、强迫型消费、危险性行为、自我伤害、逃避亲密行为或接触等，都是一些众所周知的创伤应对方法。详情请参见第五章内容。

有些人会下意识讨好别人，或在某些不正确的方面刻意寻求认同和关注。这类行为被逐步认定为一种特殊的生存反应，我们称其为"讨好心理"。其特点是依赖他人、缺乏情感界限、极度自我牺牲、忽视自身需求或意愿以取悦他人，从而维系该段关系。

在后文中，我们将通过 4F [战斗（fight）、逃跑（flight）、冻结（freeze）、讨好（fawn）] 来进行进一步的解释和说明。取悦他人仍是一种逃避自身痛苦感受的方式，但相较于回避或对抗他人，取悦他人会导致更多的焦虑行为。

无论我们采取何种创伤型应对策略，它们都会将我们锁定在一种不适的循环中。通常来说，这类策略会延长或加剧生存反应，而不是释放或平息它们。这种行为或策略可能会带给我们暂时的解脱，但由于系统内部并未平衡，生理、情绪和认知反应往往还是会回来。实际上，我们所做的不过是进一步巩固了未被平衡的旧神经通路。最初的生存反应并未被解除，我们仍深陷在一个自我挫败的恶性循环中。

创伤应对包括我们针对生理、情绪和认知反应而采取的各类功能失调的行为应对策略。因此，这其中并未包括那些健康的应对方式，如交谈、写日记、锻炼、治疗、做瑜伽等。功能失调的应对策略会使我们仍陷在创伤循环里，而健康的应对策略则有助于我们告别过去。

除去创伤应对，还存在另一类名为"生活模式"的行为。这些模式都是因长期被困在创伤循环中而产生的，是我们对生活中那些不舒服的感觉、创伤思维模式、潜意识创伤信念和适应不良的应对策略的长期行为反应，类似于反复冲突、关系破裂、虐待关系、收入不足和自我破坏等。同提到的其他内容一样，这类结果和模式也应被视作反应，它们同样会让你陷入循环里。

与自我重新联结

我所提到的创伤循环会让我们与自己和当下断联，只同我们的旧反应和过去联系在一起。我们会同自身的三个主要部分脱节：我们的身体、牢不可破的核心（我们最聪明、最为本能且最重要的部分），以及我们成年后的自我。

随着时间的推移，身体、情绪、认知和行为反应会导致我们与自身产生断联感。由于时常陷入过去那些不舒服的感觉中，这会让我们的身体感受不到归属感。身体中夹带着这些复杂的情绪、感觉和记忆是一件非常痛苦的事情，所以我们会尽可能逃离这样的躯体。事实上，许多创伤症状的产生也是基于这一点：让我们远离痛苦。想想躲避、焦虑或反复思考，这些反应会将我们同自身及那些未经处理、不断涌现的痛苦记忆分离开来。

身体上的断联也是一种精神上的断联。当然了，我们的身体内蕴藏着我们最核心的自我。所以，当我们与身体脱节，也就意味着我们离开了自身最稳定、可靠、坚不可摧的根本核心。我们会在这种创伤性的断联状态下对生活做出反馈，而并不是遵从本质核心做出反应。这种分离使我们感到痛苦、迷失自我，无法确认自己是谁，也并不知道自己为何在此。这种精神上的脱节会让我们感到极度孤单，从而变得失落、悲伤和绝望。

在这种情况下，我们所触发的创伤反应会导致我们与成年自我断联。我们会回到痛苦创伤经历发生的时期，回到孩童时期的自我。随着时间的推移，被迫重回童年自我、与成年自我脱节的这一过程，会不断加深"无法确定自己是谁"这种感觉。许多人都在挣扎着去成长、学习、不断进化，这是因为我们不断被打断、被阻碍。当我们开始思考究竟是什么时间、因为什么，以及怎样与自己的成年自我断联时，许多人会意识到，大部分时间里我们都是在遵循自己的童年意识而生活着。在工作、家庭、亲密时刻、尝试改变、为人父母等过程中，我们受过伤害的年轻时期的自我频繁地出现并指引我们做出反馈。

当我们摆脱创伤循环和这些外部反应时，我们会重新联结到自己的身体、牢不可破的核心，以及我们的成年自我。当我们重新联结到自己的核心时，我们便能不断靠近我们的目标、智慧、本能和希望，而这些能让我们进一步强化自己的成年自我。我们将因此变得真实、可靠。我们将有能力引导自己、控制自己、安抚自己，并明确自己的前行道路。

其他反应

上文提到了许多常见、统一的创伤症状，这些症状不仅众所周知，而且经常作为创伤经历的反应出现（如戒备感、回避他人、侵入性消极信念或概念等）。第 187 页的附录中有一份详细的清单，我之所以列出这些症状，是希望这些内容能够帮助你更好地了解自身的创伤反应。但其实，我并非依靠这些清单了解到自己的创伤的。

下述是我如何意识到自己在受创伤的影响：我坐在一个安全、充满爱意、开放的空间里，听着身边其他男男女女讲着他们的故事，听他们说起自己过去的创伤和现在所碰到的生活障碍，听他们谈起自己那些羞耻或残忍的消极想法，听他们描述自己对于威胁的愤怒、恐惧和无力感。他们谈到了自己忽视感觉、想法和自身的许多方法，讲述了一个又一个充斥着童年创伤、痛苦和压力的故事。他们注意到了自己过去的创伤和因此产生的持续反应。我注意到他们将这些点连在了一起，而我也暗中将自己的这些点连在了一起。

我还注意到创伤反应是广泛的、独特的，而且可能是不同寻常的。回想一下我在引言中提到的内容。创伤是一种诱导性毒品，它可能让你感到焦虑或抑郁，可能会导致糖尿病或胃病，可能会使你开始酗酒或药物成瘾，也可能让你饮食失调，还可能会让你患上慢性背痛，诸如此类。这就是要点所在。再看一下第 V 页，你将会发现许多人类功能障碍都与创伤有关。事实上，请不要拘泥于这份清单，关键点在于你的创伤是由你自己来确定的。你承认它的影响，之后你才能开始观察，并认识到自己的独特反应是什么。

下述是人类根据自身创伤所总结出的一些独特、持续和普遍的反应。有些属于生理感觉，有些属于自身情绪；有些是创伤思维，有些是创伤型应对策略；有些是即时反应，而有些是延时反应。但无论如何，它们都是结果反应（因长期生活在即时反应中的结果），是独属于个人的创伤循环中的一部分，是创伤所导致的烙印的一部分。

做好准备来迎接这一生中最重要的清单吧。这是一件需要深思熟虑的壮举。我将尽力帮助你们了解现实世界中创伤反应的多样性、广泛性和隐蔽性。恐惧感、压迫感和无力感能以各种形式侵袭我们的身心健康。根据其诱因或主要经历，可以将反应分为三类：身体、心理和行为。感谢多年来与我分享这些内容的所有人。

创伤反应

身体

- 我一看到我的父亲，胃就开始痉挛
- 嗜睡症
- 肥胖
- 每当我想告诉别人发生过什么的时候，我的癫痫就发作了
- 纤维性肌痛综合征
- 当伴侣触碰我时，我会忍不住往后退
- 背痛
- 极度经期前紧张症状
- 每当我需要公开讲话时，眼前就会一片模糊
- 偏头痛
- 每当我走进教堂时，我会突然感觉很恐惧、无力
- 失眠
- 早期更年期
- 每当理发时，我就会感觉恶心想吐
- 在心生疑惑的时候会感觉恍惚、漂浮不定
- 每当有压力的时候，我的听觉会变得奇怪，感觉闷闷的

心理

- 每当我看到照片墙（Instagram）的图标时，我就感觉无比紧张和焦虑

- 有人批评我时，我会感到羞耻

- 有人批评我时，我会非常生气

- 有人拥抱我时，我会非常生气

- 持续不断的焦虑

- 每当看到他人家庭美满，我会突然感到愤怒和惭愧

- 每当孩子们很吵闹的时候，我就会冲他们大喊大叫

- 我总有持续不断的压力感

- 极端消极思维

- 害怕迟到

- 对早起的长期恐惧

- 害怕开车到离家很远的地方

- 害怕夜间开车

- 健忘

- 困惑

- 脑雾现象

- 需要被人喜欢

- 需要做得比别人都好

- 需要不断地证明自己

- 仇视男人

- 仇视女人

- 极度仇视自己
- 常做白日梦和幻想
- 拒绝加入运动队
- 记不住单词
- 短期记忆能力差
- 长期记忆能力差
- 短暂性失语

行为

- 暴饮暴食
- 食欲不振
- 厌食症
- 持续性"溜溜球节食"（yo-yo dieting）
- 努力取悦所有人
- 不惜一切代价留住朋友
- 虐恋（S&M）后进行强迫型惩罚
- 存在虐待关系
- 即将兑现承诺时将其结束
- 酗酒或酒精依赖
- 购物成瘾
- 无法保住工作
- 收入不足
- 强迫储蓄

- 无法照顾自己
- 沉迷整形手术

我想停下来，但我也能继续如此下去。人们将这些方面归因于自己的创伤。将这些身体反应、情绪、思想、信念、认知问题、神经症状和行为视为对创伤经历的持续反应能够帮助到许多人。尽管清单很长，但每项反应都可划分到创伤循环的不同类别中去：身体、心理或行为，且每项都会让我们困在自身反应和创伤中。

在本书中，我并不打算详细介绍与收入不足所导致的创伤经历相关的神经、情绪和行为机制（尽管我有好好研究过这项内容！）。相反，我只想告诉你们一点：如果你能够从过往创伤（对过去威胁的反应）的角度，重新审视现今所碰到的问题，那么也许你能找到新的共同点。

上述清单中的内容对我来说很有意义。它将创伤带入一个全新的层面，它帮助我更好地认识到我的创伤，我希望它也能够对你有所帮助。上述列表中的每项内容都与生存反应有关，并证实了创伤是如何促使我们变得不同寻常的。创伤能够影响一切事情，无力感、持续不断的威胁感、恐惧感和羞耻感将它们那些黏腻、肮脏的小触手伸向了我们生活的每个角落。

什么是创伤反应？你说它是什么样子，它便是什么样子。

触发诱因

截至目前，我已在本书中多次使用"触发"等相关词汇。尽管我在第一章中对其做出了一些解释，但我们仍需弄清楚此处所提到的"触发诱因"的含义，这对我们如何摆脱过去有着至关重要的影响。在我离开英国移居到国外前，我的很多朋友们都在康复中。他们现在也仍在康复中，而我已经遥遥领先了。你知道我所说的"康复"是什么意思吗？也就是说，他们是12步社团（12-step fellowships）的成员。他们在情感上很冷静、很自豪。他们直面自己的强迫、成瘾行为，以及那些驱使这类行为产生的破坏性思维。他们以一种谦卑但又自我激励的方式面对自己的创伤和痛苦。我之所以提及他们，是因为当你在伦敦、洛杉矶、柏林或其他什么地方，同这类康复人群一起跑步时，你会多次听到"触发"这个词。

"这周末我被触发到了。"

"哦，你可能不知道，我这周有被狠狠地触发到。"

"听到你被触发，我现在感觉自己也被触发到了。"

"哦，噩梦。"

"真是噩梦。"

开个玩笑。但实际上我希望你们能知道，在某些圈子里，"触发"这个词会经常使用到。比如参加12步社团的人、接受过多次治疗的人，或反复收看《菲尔博士脱口秀》（*Dr Phil Show*）的人。也许你也会使用这个词？如果你也会的话，那么我对于你在何时以及如何使用这个词十分感兴趣。因为这个词与创伤有着本质上的关联，这是一个心理学术语，用来描述人下意识回想起过去痛苦经历的过程。

任何事物都可以成为触发因素，如气味、图像、声音、词汇、身体感觉、动作、思想、人物、情境等。这些内容都能让我们回想起过去的经历。这些诱因会触发那些未被妥善处理的记忆，然后引发最初的反应，并让我们受制于生存反应的影响。比方说，一个诱因（如被批评）会让我们回想起过去的创伤经历（如不可靠的亲子关系）。诱因会刺激到那些未被妥善处理的记忆，并激活战斗、逃跑或冻结反应。我们会被抛到过去，再次全方位感受最初的经历。我们脱离了当下，脱离了成年自我。也就是说，我们在重复过去。

如果此过程不是如此具有破坏性，那么我想我会对其赞不绝口。因为，从生物学的角度来看，这是一个让人兴奋的过程。真的，非常不可思议。比如，我们在 10 岁的时候曾遭受过一次威胁，由于当时我们全然不知所措，这段经历并未能在当时得到妥善处理。如果我们在 20 年之后想起了这段经历，最初的生存反应就会随回忆一并而来。那么，它属于令人不适的还是具有保护性的？我喜欢我的触发反应，它会让我意识到我的身体试图让我处于安全的状态里；它希望我能好好的；它想让我意识到威胁是什么时候到来的，并期盼我能够保护自己。我的身体很爱我，它会通过触发反应来提示我、保护我。认识到触发反应的爱是件至关重要的事情。它的存在并不是意味着你不好或你不完整，也并不代表你的身体很厌恶你。它只是一种身体与你沟通的方式，是身体在对你说："小心，保护好自己。"也是在说："这里有些东西，而且是旧东西，我需要你能够面对它。"当然了，虽然直面触发反应很难，但它能够引领我们走向新生活。如果我们能够拥抱它，拉近与它的距离，身处其中，耐心感受，而不是推开它，那么我们就能够触及我们最疯狂的意想。

如果能够认识到独属自己的触发因素，那么这场战役就成功了一半，我所提到的那些在康复中的人们最终也会安好起来。为什么？因为他们注意到了关键。他们知道被触发时的感觉，所以他们能够描摹出自己的触发因素和创伤。在此之后，他们能够找到那些充满爱的策略，从而帮助他们与身体、成年自我和牢不可破的核心重新建立联结。他们能够识别并观察自己的触发反应，逐步帮助自己重回当下，并找回自己的成年自我。如此下来，便不会被与其极端反应几乎无关的人或事触发。

被触发并不是一件令人感觉愉悦的事情。说真的，远不只是不愉快。被触发可能非常痛苦，它能够破坏掉那一刻、那一天或那一周的状态。被触发时，我们常常会重陷最初受创时的恐惧感、压迫感或无力感中。因此，成功、富足或有意义的改变似乎是不可能的。成长似乎也很难实现，因为我们会再次陷入当时的那种无力感中。如果同样的经历再次被触发了，我们会觉得仿佛什么都无法改变。我们的世界和希望感觉都被抹杀掉了，力量也不复存在了。我们同自己的本能、力量和自我失去了联结。这种感觉真的很糟。

你知道在自己被触发时，发生什么是最糟糕的吗？是你根本没有意识到自己被触发了。

如果我们意识到自己被触发了，那么触发所带来的伤害就会少一些，因为你能够对其进行观察。如果我们能发现这与今天的事情无关，也与我们如今是谁无关，那么我们就能够重获力量。通过大声喊出来（"我已经被触发了，所以我感觉很羞愧"），我们便能介入那份压迫感、干预那份无力感、对那份创伤思维产生影响。我们便不会依赖于当时所产生的创伤型应对策略。

我们迈向自己强大的成年自我，提醒年轻时期的自我（也就是我们被强行拉回的自我）一切都好，我们用爱介入了这份创伤循环。

过度反应

接下来，我想聊聊反应与行为之间的差异。例如，假设当你开始观察自己的触发反应时，你注意到每当一名男性公开诋毁你，你便会受到触发，从而产生自闭反应；但如果是一名女性对你做出同样的事情，那么你可能会在心里对其进行回应。面对一位这样对待你的女性，你仍和自己的核心保持着联系。你感到愤怒和沮丧，并将这种感觉告诉她。你感觉到了肾上腺素的分泌，但这只是为了保护你自己，让你感觉良好。你设定了一个明确的界限，并让她知道你不允许她这样公开诋毁你。但如果是一位男性这样对你，你就会感到无能为力、神志不清、无法集中注意力，你会想哭出来，会感到焦虑或羞愧，你会想逃离这里，找个地方永远躲起来。你会不停地想："我真是失败，为什么我总会让自己这么难堪？"

对类似事情的不同反应能够让你进一步了解自己过去的创伤。你会发现自己并非面对所有人时都会产生这种创伤反应，只有当男性这样做的时候才会。它能让你意识到，你的创伤经历很可能是因过去某位男性在公开场合诋毁你而产生的。我明白分析得这么清楚听起来很难像是真的，但对于很多人来说，事情就是这么明了：如果我们密切注意和观察自己的反应，我们便能够了解自己过去的创伤，发现我们现今所需要治愈的创伤。

在上文所提到的例子中，你在面对那个男人时会产生一种无法自控的反应；但当那位女性对你做出同样的事情时，你却能够采取行动。反应是不可控的，是与我们分离开来的。当我们在某种情况下被触发时，反应就会产生。如果这些反应是重复或极端的，那么它们就有可能会同过去的某个创伤关联起来。当我们有所作为，便证明我们身处当下。我们存在于自己的身体里，存在于当下，存在于现今的生活，联结着我们的内核和我们的成年自我。虽然我们可能会感觉是被迫做出回应，但实际上我们拥有着控制权。这就是我们所要做到的。我希望你步入行动起来的生活，而不是做出反应的生活。

如果这让你感觉歇斯底里，那么证明它已经过去了。

你之前有听过这则关于治愈的说法吗？虽然感觉有点过时，但以我的经验，这是一个非常深刻的事实。一个人的反应越是强烈，便越有可能是因其过去的伤害所导致的。当有人对你的话反应过度时，当他们逃避时，这些事情都与现在无关，与你无关。这是过去的某些事情或关系，导致了他们内心深处的伤痛或尚未治愈的创伤。这些内容也适用于你。当你反应过度时，意味着过去发生在你身上的事情已经被触发了。发现自己何时、因何事产生了何种过度反应，将有助你发现自己所需打破的那些模式，它会帮助你找到自己的创伤。

创伤性压力

我想简单谈谈压力相关的某些内容，比如创伤性压力。事实上，这是一个用于描述创伤症状的临床名称，并未达到 PTSD 的诊断标准。此部分内容篇幅并不会很长，之所以提到这一点，仅是因为一个原因：自身存在尚未解决的创伤反应的人往往会倍感压力。他们的报警系统很容易被触发启动。他们会做出反应，而不是采取行动。他们对压力的容忍度往往（并不绝对）低于那些没有创伤的人，因为他们很难调节自身情绪，所以一件很小的慌乱的事情都会引发巨大的反应。长时间生活在这种压力过大、疲惫不堪的状态下会让人精疲力竭。

之所以提到这一点，是因为附录中明确提到了"易感压力"的内容，但这一点依旧常被忽视或不重视。现如今，人们总认为自己心力交瘁，或认为自己忙碌不已，对吧？不幸的是，确实如此。许多人认为我们都处于一种略微恍惚的状态。这意味着生活在创伤性压力下的人并没有意识到它的存在，这实际上是对很久以前的威胁的一种持续反应。因此，如果你感觉自己压力很大、疲惫不堪、无法应对、不知所措、精疲力竭、要处理的事情太多，或诸如此类，要小心，这可能也是一种症状表现。

高压或过度的压力对我们的身心都没有好处。同样，这也会对我们周围的人和对应的人际关系产生影响。当我们治愈自己，并重新联结至自己的身体、牢不可破的核心和成年自我时，我们将会以一种温和的方式找到更好的唤醒体内激素的方法。我们会活在当下，恢复内在的平衡。

创伤后应激障碍

在上述有关触发因素的内容里，我的表述可能会让触发听起来是易于管理并能促进成长的事情。然而，对于创伤症状表现严重的人，或是刚刚经历严重创伤的人来说，情况并非如此。对于这类人来说，触发因素往往充满压迫感，且让人感觉恐惧。触发因素会将他们带到一个暗无天日的地方，回归自我仿佛是回归战场，并非回到一个安全、温暖的家。

创伤后应激障碍（PTSD）是指对长期的多种极端经历所产生的创伤症状。复杂型创伤后应激障碍（C-PTSD）是指因持续性的严重创伤（例如虐待儿童或家庭暴力）而导致的长期创伤症状。经受过这些严重、长期创伤的人可能会存在许多 PTSD 症状，同样，也更容易产生人际交往困难、自闭、断联和羞耻等情况。患有 PTSD 或 C-PTSD 的人的治愈过程可能会非常困难，需要持续多年的自我关怀、治疗，还需要他人的支持和承诺等。当发现存在高级别的创伤症状时，机体往往会感觉自己找不到安全的退路。相反，有时你会感觉身体在试图伤害你。你的身体因警觉过度且过度触发，从而处于一种应激状态。当创伤症状非常明显时，目标应从改善和成长，转变为过好当天的生活。需要一点一点逐步治愈自己的身心。PTSD 或 C-PTSD 往往会令人精疲力竭、深感恐惧。正如我在引言所说的那样，如果你目前存在极为严重的创伤症状，那么目前来看本书暂不可能全然满足你的需求。你可以参考本书内容，但请不要将其视作唯一的自助方法，建议寻求专业人士进行有效的一对一咨询。

我从未对 PTSD 采取相关的临床措施。在整个治疗过程中，我们所讨论的话题围绕着创伤与悲痛、痛苦与失落，而并非各种症状或障碍。事实上，我仍记得我和自己的咨询师所沟通的内容：

我：什么？你认为我患有创伤后应激障碍？

我的咨询师（脸上带着关切的微笑）：我只是说，你选择毕生致力于创伤后应激障碍的研究可能并不是巧合。

我（肃然起敬）：我头一次意识到这一点，这样讲是不是太奇怪了？

我的咨询师：我们不过是被治愈我们的东西所吸引住了。

我（思考中）：哦，你真是太智慧了，简直是该领域之最。

如果我在不同时期都进行了 PTSD 的临床诊断，那么我便会发现其实自己的创伤症状非常严重。我之所以并未完成这项测试，是因为在和咨询师沟通期间，我们讨论的是创伤，而不是创伤后应激障碍。临床心理学家倾向于做出诊断，而心理咨询师往往不会如此。这两种方法并没有好坏之分：两者间的差别是我们乐于见到的，因为创伤治疗的多样性是非常必要的。

在本书及我所开展的全部工作里，我所讨论的是创伤、悲痛、痛苦和失落，而不是障碍和诊断。我会和你讨论你那些源自可怕经历的独特反应，但我在任何时候都不会和你说"你有问题"，因为你的确没有。我并不会认为你不完整，我需要你也接受这个观点。如果你想做出一些改变，那么你必须进入勇者模式。你需要为自己的未来承担责任；你需要获取自己的力量，这点可能会很难，因为你有可能终生都会对其感到无能为力。虽然很难，但我相信时间会治愈一切。

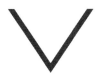

第二部分

剖析创伤:
主动清理"泥泞的伤痛"

第四章
勇敢开口，坦然面对——人际关系与创伤

本章节内容可能会让人略感沉重。人际关系总让人感觉很棘手，而这种棘手、沉重、困惑、痛苦的感觉往往源于创伤。这是一种较为模糊的感觉，就好似我们试图在泥地中行走一般，是一种"泥泞"的伤痛。或者，用更简单的话来说，是我们过去未解决的事情对我们现今生活的影响。我们都在努力进取、创造美好生活；我们都在为和伴侣、家人、朋友建立美好、有意义的关系而竭尽全力。但事情往往会出现偏差。我们发现自己存在着反复争吵、破坏性行为，以及负向的模式和动力。

当然了，我遇到过一些对自己所有的人际关系都感到非常满意的人。但更多时候，我遇到的是一些不知所措、困惑于自己所爱之人为何是他们痛苦的根源的人。他们置身于泥泞的苦楚中，不断反复、不断尝试。我认为，我也希望，如果我们每个人都能正视自己的创伤，并把在当前关系中所做出的行为视作对过去伤害的一种回应，那么我们将能够减轻这种痛苦，并建立起快乐、

自然的人际关系。

假若你的伤痛并非因虐待、欺凌、忽视或极度功能障碍所导致，那么这种泥泞的痛苦大多数都是正常的。这种感觉并不代表着我们的心态崩溃或内在被损害，其存在只是因为我们是人类。我们都有自己的过去，我们每个人都按着某种方式长大，有些人在功能健全、健康且快乐的家庭里长大，还有许多人成长于功能失衡、不健康或具有破坏性的家庭里。许多人都有着关系创伤或依恋创伤。除此之外，其中至少有 70% 的人曾经历过 T 型创伤，还有很多人经历过其他 T 型创伤。这些创伤常常会让我们感觉无能为力或极度无助。它们会让我们感到恐惧、愤怒或羞耻。我们在创伤中对生活做出反应，而并非按照内心深处那个成熟自我的指引采取行动。不过好消息是，你能够做出选择。你可以选择不断反复，也可以选择打破循环，迈向全新的关系模式。

勇敢面对人际关系

我有很多方法能够深入讨论创伤和人际关系，但首先我要强调的是，虽然这种泥泞的痛苦并不反常，但我们对其所做出的反应往往很反常。我们所做出的反应会让痛苦永久化，但事实上我们可以做出改变，走出这个循环。当我们这样做时，便能意识到泥泞的痛苦既是不适的根源，也是我们通往自由的道路。

大约在 6 个月以前，我的朋友梅格（Meg）给我打了通电话，说她整个周末都待在新伴侣在城里的公寓中。他们已经在一起 3

个月了，对彼此的态度都变得郑重起来。她很开心，我也为她感到高兴，因为她之前的伴侣都很混蛋。抱歉，实在难以用文雅的方式来描述他们。他们要么卑鄙，要么酗酒成性，要么就是既卑鄙还酗酒。在遇到克里斯（Chris）之前，她将近有一年没有开展新的恋情了。在这一年里，她一直独自生活，多数时间都在接受治疗。她找了一份新的工作，平日里练习瑜伽的次数比我想的要多得多，但她确实是这样做的。在这一年里，我看到了她的转变，并不是说她变成了一个完美的人，而是成了她自己。她做到了自己希望的那样。她彻底结束了之前的恋爱关系，并发现这种关系总会导致她出现异常反应。她想要的不止于此。直觉告诉她，只有处理好自己的事情，正视自己的过去，并与自我重新联结，这一切才可能有转变。然后，克里斯就出现在她的生活里了。

考虑到梅格在克里斯家度过了整个周末，我本以为这会是个缠绵、浪漫的周末，但她却告诉了我一些我未曾预料到的事情。这是一些我认为大家有必要了解的内容，因为它能帮助你注意到人际关系中可能会发生什么。没错，尽管这一事例源自一段恋爱的关系，但它同样适用于友谊或者家庭关系。

克里斯和梅格之前相处得并不好。他们争吵过很多次，甚至有几次还动了手。为此，他们都认为这比之前的恋情更让人失望。他们本以为这次的恋爱能有所不同，因为感觉完全不一样。克里斯建议梅格过来谈谈，两人都认为这次的谈话可能会很糟，甚至会进行不下去。但当梅格周五晚上到达克里斯家门口，克里斯打开门后，他们便紧紧地拥抱在一起，不知为什么，他们都哭了起来。

梅格说他们在走廊里相互拥抱着哭了大约半小时，当他们分开时，克里斯告诉她当时自己有多难过，而且对当时发生的事情感觉非常困惑。

他们坐在卧室里开始详谈。梅格说他们谈了一整晚，谈了所有重要的事情。他们谈论了克里斯的成长经历，了解了他父母是如何缺席了他的生活。克里斯告诉她自己的父亲酗酒，还说自己曾被送去佛罗里达州的姑妈家住了一段时间。他有些犹豫地告诉她，他住在姑妈家时发生了一些可怕的事情。在后续的沟通中，克里斯表示他感觉自己一生都非常孤单，非常渴望能拥有一段健康的恋爱关系。他透露了自己对于梅格的生活的看法，尽管震惊于梅格的成功和独立，但这不禁让他担心梅格会离开他。他太过害怕了，怕到不敢去接受治疗，他很钦佩梅格勇于去接受治疗。他告诉梅格自己很爱她，并且希望自己能做些什么帮助他们继续走下去。

梅格告诉我这件事情的时候忍不住哭了。她有些不知所措，不是因为悲伤和难过，而是因为宽慰和感到希望。当克里斯对她敞开心扉时，她看到的是一个有能力展开一段美好爱情、想要郑重给她承诺的男人。他想要她融入自己的生活，但对于一个没人教会他如何去爱的男人来说，过去经历中的悲痛让他感到恐惧和悲伤，带给他一种令人窒息的困惑。他的过去、他的创伤让他变得纠结和痛苦。他仍在对此做出反应，但内心却拼命想停下来做出改变。

然后，梅格和克里斯讲了自己过去的经历。她告诉他，她最害怕的就是他会变得和她的前男友一样，最终成为一个卑鄙、酗酒的男人，然后自己最终会变得愤怒、恐惧和孤独。她告诉他自己之前的很多段恋爱经历中都充斥着虐待和暴力，其中一段尤甚。她告诉他，自己注意到他喝了两瓶以上的啤酒时有多难过，以及接吻时闻到啤酒味有多害怕。

她告诉他自己17岁时母亲去世了。自母亲离世到现在，她接受治疗、练习瑜伽、找到新工作和遇见克里斯，但生活一直都是一团糟。她感觉到克里斯害怕她的独立，但这让她感觉困惑和愤怒。尽管很难，但自己每天都在努力成为想成为的人，努力做出正确、成熟的选择。她心里也很想放弃，但她还是选择继续练习瑜伽、和朋友们一起喝咖啡，因为她承诺过自己会坚持下去。她告诉克里斯自己很努力，很需要他的支持。因为如果她放弃了，又重新回到过去，这对他们两个人来说都很糟糕。

这两位勇敢、出色的人的对话值得我们学习和借鉴。他们与自己深爱的人谈论并承认了自己的感受和创伤，谈到了过去发生的事情如何影响了他们现今的关系，以及他们需要怎样做来摆脱自己的过去。还记得我在本节开头说过的内容吗？

……便能意识到泥泞的痛苦既是不适的根源，也是我们通往自由的道路。

克里斯和梅格直面自己的痛苦。他们坦诚地面对自己的过去，承认自己的所思、所想、所感。关系中这种纠结的痛苦是他们不安的根源，由此让他们回想起了自己的过去和内心最深的伤痛。纠结的苦楚是创伤的温床，但因为他们能够正视它、坦诚地谈论它，他们便能够将其作为一种摆脱过去的成长方式。当他们这样做时（尽管可能会感到痛苦），他们便会成长起来、便能消除痛苦，最终拥有彼此都渴望的那种关系。

勇敢面对人际关系。如果你能做到的话，那么你便能够拥有一段相互理解的深刻的关系，而且还能够治愈某些旧的创伤。我更推荐在最亲密、深厚的友谊中采用这种方法，但在柏拉图关系中也可以采用这种方式。在一段忠诚的浪漫关系中并不建议纠结、犹豫，因为这是必做的事情。如果你和你的伴侣能够坦诚面对过去的悲痛和触发你的内容、彼此分享那些消极思想、认识到自己所陷入的依赖性机制……如果能做到上述这些，那么过去的创伤你都可以克服。

彼此坦诚的注意事项

你无须谈论创伤经历的具体细节，这不是必要的，而且谈论具体细节可能会造成二次创伤。我已经结婚 10 年了，我和伴侣只会谈论彼此的创伤，并不会着重讨论当时发生的具体情况。因为这样做可能会给我们彼此都带来伤害。在友谊关系中也是如此：我知道朋友的过去，但并不是事无巨细；就像他们知道我的过去，但并不是毛举缕析。当我们做好准备，会让所爱之人知道自己依旧会对过去的经历做出反应。之所以这样做，是为了我们能够放下羞耻、打破循环、继续前进。请记住：治愈，不代表我们需要复述、详谈或"重现"过去的全部经历，只要说出发生了什么就够了。

你并不需要马上就开始这样的谈话。诚实和坦诚是我们在健康友爱的友谊或其他人际关系中所努力追求的目标，并非不必要的自我挑战。我们总是要先活出自己。

坦然面对不适感

无论是婚姻还是柏拉图关系，做出承诺总需要勇气。所有关系，无论有多么伟大，都可能会带来痛苦。对我们大多数人来说，在不经意的某个时间做出承诺可能会更容易一些。我曾感觉自己的婚姻快接近尾声（我的意思是我有过这种感觉，但实际并未发生）。然后，通常来说，事情会这样发展：我会打电话给我最好的朋友。我们彼此倾听，然后在某个时刻我说：

"好吧，我明白了。这大概又是一次颇为痛苦的自我成长机会。"

不要误会我的意思，我非常支持完成全部的学习和成长后，在正确的时间结束某段关系。但许多人在那之前就已经放弃了，因为他们害怕自己所面对的事情。当人感觉到不舒服、痛苦或难以承受时，就会有一种想逃避一切的强烈冲动。通常，我们不能（或不会）讨论这些痛苦的感受。这里我说的并不是指梅格和克里斯的那种勇敢、有深度的对话，而是指在日常对话中能够保持真诚，告诉我们的朋友、家人和伴侣自己的感受；能够直视别人的眼睛，告诉对方我们的恐惧；敢于告诉别人，对方是否伤害了我们，抑或在我们伤害别人后向对方道歉，尽管这样做自己会略感尴尬或不舒服，但还是能够对别人说："好的，我们一起喝杯咖啡、聊聊天。"我所谈论的是真相和脆弱，是哪怕每根神经都在叫嚣着订一张单程票逃到哥斯达黎加，也能够控制住自己不要逃跑。

如果我们成长在一个乐于接受我们所有情绪（轻松的、积极的、棘手的或具有挑战性的）的家庭里，那么我们可能就不那么容易因现今的关系感觉受到威胁，因为我们可以感受、表达和承认自己的感觉，不会恐惧或羞愧。

如果我们来自一个我们所有的行为（甚至对我们无益的行为）都能被接受的家庭里，那么现在我们可能不会被人际关系吓倒，因为我们知道自己的行为不会影响我们的自我价值或可爱之处。也就意味着我们更容易坦然承认自己的错误，而不会感觉恐惧或羞愧。

如果我们生活在一个我们全部的想法、信念和问题（包括那些会挑战我们父母的问题）都能得到他人关注的家庭里，那么我们可能也不太会因人际关系而害怕，因为我们知道自己的想法并不是全部的事实，而且也无须对表露心声而感到恐惧或羞愧。

而大多数人并不是来自这样的环境里，所以处理人际关系会让我们感到恐惧和棘手。过往互动所带来的痛苦会让现今的我们与他人互动时感到困惑和难以承受。这里我并不单单指爱情关系，而是指各种类型的人际关系。社交、婚姻、友谊、工作关系等，有时都会让人感觉非常压抑。就算完全没有建立过人际关系也没有问题，你可以慢慢学习。我就是这样。我们没必要急于求成，可以一点一点来。

为什么要因为这些不自在而烦恼？为什么不避开它们、无视它们，找一个能让我们感觉更舒服的人（至少暂时如此）在一起？因为受到尊重的成人关系能够帮助我们消除在年少时期出现的有害信息和创伤信念。站在你信任的人面前，说出自己的真情实感，展现真实的自我，这将有助于疗愈创伤。被另一个人真正注意和聆听有助于我们治愈过去的关系创伤，因为在过去，我们中的许多人都没有被人完全看到和听到。

人际关系可能很难，经营婚姻和家庭可能很难，抚养子女可能很难，友谊可能很难，和他人交往可能也很棘手。那么，缺乏有意义的联系的生活又有什么价值呢？成长是痛苦的，因为我们必须要面对这些阻碍我们的事情。人际关系很难处理，确实如此。但只有当我们参与到健康、彼此尊重、适应度高的成人关系中时，我们才有可能完全恢复和他人交往的能力。

划分人际关系界限

写书、发推特或在脸书上发帖的问题是，我几乎无法控制别人如何理解我所表达的内容。包括我在内的所有人，都会按自己的意思和方式来理解或表述他人所说过的话。我们会将自己的想法投射到他人身上。我们是人类，会下意识这样做；即便是对自己进行了很多研究的人，也可能会下意识这样做。所以，在本节中，在我提到人际关系所需要的勇气时，我希望能够表述明白我在说什么，以及什么是我并没说的。

我是说如果想要完全恢复我们与他人交往的能力、治愈这种关系创伤，我们必须身处于某些关系中。根据我们过往的经历来看，我们可以先从和心理医生或咨询师建立起关系开始。是的，这很重要。通常来说，治疗关系可能是我们治疗内在所遇到的第一种关系，而这种关系必须有其他人参与。他们可以是咨询师、工作伙伴、互助小组的朋友、俱乐部成员、健身房遇到的熟人、老朋友、新朋友、家人、伴侣等，无论是谁都可以。只要是彼此尊重、有发展潜力的关系，就能帮助我们学习和成长。没有哪段关系是完美无缺、毫无伤痛的。完美的关系一般只可能存在于迪士尼电影里。感谢上天让它并不完美，因为完美并不能帮助我们成长。你会因为不完美、尴尬、不舒服和脆弱而了解人际关系。

　　我并不是说我们只能在爱情中得到治愈，也并不是说每段关系都是好的，或者这些关系都比独处要好，所以你需要致力于每一段关系；同样我的意思也不是说因为你想要疗愈自己，所以要强迫自己和那些对你不好的人在一起；也并不是让你把人际关系置于个人幸福之上；也不是说界限感无关紧要，或者只有身处于某段关系里才能疗愈自己；更不是说先关注和他人的关系，再关注和自己的关系。

　　关系创伤和其他所有涉及人际关系的问题，都只有在自己身处于某段关系中的时候才能被完全治愈。但无论如何，我们都应将重点先放在我们自己身上。当我们做好准备去审视所处的关系时，我们要确保这些关系足够好，能够让我们得到足够的尊重。虐待关系、与无责任心的自恋者的关系、情绪操控类关系、暴力关系、破坏性关系、有害友谊等，都是具有破坏性、有危害的关系（而且这些关系本身都是创伤性的）。这些关系无法指引我们走上正确的道路，我们必须要远离它们，因为其伤害性远超过助力我们成长的潜力。某些过界的关系无法让我们自我疗愈和成长，所以请远离它们。

而我想说的是，人际关系的建立和维系需要勇气，但勇气和自我毁灭之间是存在区别的。偶尔的不适是可以克服的，但虐待、辱骂是不能接受的。如果你不确定界限在哪儿，请与你的咨询师或者信赖的朋友沟通。弄清楚这段关系的维系能够帮助你变得更好，还是在其离开后才能让你有所成长。

源自过去的痛苦根源

上述内容说明了我们在人际关系中应该做到的部分事情。不好的部分我也提到了，它们已经给我的生活带来了无尽的痛苦，所以我希望同样的压力不要出现在你的疗愈过程里。我在前几页中写到的最有用的内容是：

人际关系总是很棘手。

是的，确实如此。而创伤又让它们变得更加难以处理。在深入讨论创伤如何影响人际关系之前，我想先给大家讲几个现实生活中的例子。下述内容都来自真实案例，感谢所有愿意慷慨分享自己故事的人。他们中的有些人被 T 型创伤所影响；有些人有其他 T 型创伤；有些因父母而产生了依恋创伤；有些人有关系创伤。有些人知道自己受创伤的影响，而有些人选择埋藏创伤。他们都是过着平凡生活的普通人。

"有时候，当我在白天的工作中碰到了一些非常糟糕的事情时，晚上我的确无法和孩子们好好相处。我会对他们大吼大叫，冲他们嚷嚷。我知道自己的行为会让他们感到羞愧、难受，但我就是控制不住这些厌烦的情绪。我真的想不到自己会做出这样的事。"

"这听起来可能有些奇怪，但每当我和父母在一起的时候，我都会有些自闭。前一分钟我刚走到餐厅去见他们，还能保持对工作生活的兴奋，但和他们待了不到几分钟，我就感觉自己泄了气。就好像我在不断缩小，变得又小又奇怪。我尝试加入对话中去，但实际上仍感觉自己像个旁观者一样。"

"我感觉自己和很多关系很亲密的朋友都闹僵了，因为我时刻都想要证明自己。我总在炫耀、吹牛、幸灾乐祸。有时在事情发生后，我知道我做了不好的事情，并发誓不再继续，但还是会反复。仿佛有个开关，一触碰到它我就会变成一个狂妄的大男子主义者。"

"周围的人说我很自信，而且我也是这样认为的，但是我也会感觉社交是件很困难的事情。每当我和一群人在一起时，我就会感觉非常焦虑，认为自己非常糟糕。通常在我做了什么蠢事，或者行事有些鲁莽的时候，我就会感觉自己越界了。在我讲了一个可笑的笑话，或者用某种语气说了什么的时候，我会感觉非常不安。因为我感觉我让某人不开心了，或者某些人并不喜欢我。之后整晚我都会感觉非常焦虑，并试图用奇怪的方式间接补偿对方。"

"我的伴侣有时候脾气会很暴躁，然后好几天都不理我。在了解到他和母亲的关系很复杂、他经常被虐待后，我就理解原因是什么了。但每当我看到他那个样子的时候，就会感觉很难过。我感觉我仿佛待在一个很糟糕、很焦虑的情绪泡泡里，就那么盯着自己的手机，直到他恢复过来。他并没有道歉，但他会用自己的方式让我知道他已经缓过来了。每当他恢复正常，我就不再焦虑了，之后我们就和好了。"

"如果我的伴侣拒绝和我亲密，我就会非常自闭。如果我在此前度过了不愉快的一天，那么一切就会变得更糟糕了。如果本身已经发生了一些让我感觉很不好的事情，然后她又拒绝了我，我会感觉极度羞耻、抑郁等。这感觉太糟糕了。"

"我仅有过一段长期关系，大约持续了两年。一般只能维系几个月。我知道问题可能出在我身上，但我还是认为男人都太难相处了。所有和我约会过的男人都很好斗、粗鲁和喜怒无常。每当我批评他们的时候，他们就好像是毛头小子一样。同样的事情重复发生，最终我的反应也定型了。他们说些什么，然后我又说点什么，他们再说点什么，之后就回到熟悉且糟糕的状态了。尽管我的朋友们都说我一直在和不同类型的男人约会，但我却感觉没什么差别，结果都是一样的。"

"我感觉如果自己没有加以掩饰的话，那么我给很多好友发的消息可能就是：'你为什么不回我消息？我做错什么事情了吗？我知道我这个人糟糕透顶，但我想向你证明我很爱你！'但如果朋友们不联系我的话，他们应该就不知道我是这样的人。我想将事情说得轻描淡写一些，听起来像我能够控制自己的反应，但实际上我并不能。有时候这样做真的很伤人，但我只是感觉自己非常孤单、没那么好罢了。"

"'我允许你聊起性了吗？！'这对我和伴侣来说是个很棘手的问题。如果我的另一半突然在我没意识到或是没准备好的时候触碰我，我就会想揍他一顿，心中会腾起无名怒火。我们发生性行为的时候，我有时也会有这种感觉，莫名感觉非常愤怒。说起这件事情的时候我感觉很难过，因为我真的不想成为这种人，我的伴侣不应该承受这些。"

"有时候我女朋友碰我，我会感觉非常羞耻，真的感觉很紧张。我出生于一个有宗教信仰的家庭，我想可能和这点有关系。但实际上，我也曾经有过一些让我感觉极度羞耻的亲密经历，可能这点也影响颇多。我也不知道究竟是因为什么，但承认这些会让我感到不安。"

"上周，我和女朋友因为钱吵了一架。她现在赚不到多少钱，她对这点非常不爽。如果我提到这点，她就会开始抓狂。当时我们在讨论假期，我只是说：'要是你明年升职了，我们就能有更多的预算了，这个假期肯定会很棒。'然后她就发火了，像是完全失去了理智。总之，当时她冲我大吼大叫，说我不重视她，说我已经得到了自己想要的了，现在就想离开她。我开了一瓶红酒，给自己倒了满满一杯，她也倒了一杯，然后我们就彻底吵起来了。当时她还朝我扔东西。"

以上都是非常真实的内容。再次感谢大家的分享。

每当试图解释这些独特、痛苦的情况时，我们的表述可能就会变得复杂起来。我的意思是，人们会编造出各种各样的事情。他们会一边说，一边责备，一边感觉羞愧。以下是我认为发生在每个人身上的事情：

他们被触发了。

当时发生的情况，让他们回想起了发生在过去的某些事情。对于他们来说，这是被触发了；但对于其他人来说，会认为他们变得有攻击性了。有的人可能是看见父母就被触发了；而有的人可能是听到别人说他们赚的钱不够多；对有些人来说是复杂的触发网络导致了破坏性关系的反复循环；而对于另一部分人来说，是感觉自己被对方拒绝了。他们被关系内或关系外的某些事情触发了。被触发的影响是非常糟糕的。他们都重新回到了过去的反应模式。有些人选择逃跑，有些人反击，有些人试图控制，有些人开始走神，有些人开始自闭等。无论做出何种反应，这些反应都源自过去，并被禁锢在过去的情景里。还记得创伤循环吗？在上文的故事里都可以发现其存在。他们的威胁感、压迫感或无力感被触发了，从而导致他们出现了独属自己的反应、感受、想法和应对机制。创伤循环是我们一直在探讨的纠结、痛苦的根源：重复、极端、令人疑惑的反应促使我们与真实的自我以及我们内心对所处关系的渴望分离开来。

人际关系触发因素

所有触发因素都会影响我们和我们的人际关系，但本节中我将要帮助你们确定自己的关系触发因素。它们仍存在于我们现今的关系里，提醒我们想起自己过去的创伤，并引发我们的创伤反应。我们会在下一节中讨论反应，在本节内容中，我们只探讨触发因素。常见的关系触发因素已在下文中列出。在这个较为模糊、复杂、彼此存在关联的话题里，清单能够帮我们找到清晰的思路。虽然我并不清楚你的具体情况，但清单总能帮助我们将事情搞清楚。

- 冲突和分歧
- 有人在我们身边时感到压力 / 焦虑 / 愤怒 / 不知所措
- 感觉被忽视、被无视或被误解（如某人未和你打招呼、忽

视你或不去理解你的观点)

- 感觉自己的需求未被满足（如有人代替你做出选择；不考虑你想要 / 需要什么）
- 不被尊重或感觉不被尊重（如有人公开嘲笑你；讲话不礼貌）
- 被批评或感觉被批评
- 感觉对方冷淡或无法联系（如有人无视你的来电或消息；有人不与你对视或不理睬你）
- 感觉被抛弃（如有人中途从交谈中退出 / 沉默以对；有人无视你的来电或信息）
- 感觉不被爱（如有人不冲你笑；有人避开你或用刺耳的语气和你讲话）
- 感觉不受欢迎（如未被邀请参加某次活动；被人嘲笑）
- 越界行为（如在你表示拒绝时，没人在意你的想法；有人入侵你的私人空间；有人在未经你许可的情况下，承担你的责任）
- 感觉被拒绝（如有人不抱你；有人不想和你有身体接触）
- 性、抚摸、拥抱
- 感到压力 / 不知所措 / 不受控制（自己内在的生理触发因素）
- 感觉受到威胁或袭击
- 健康独立性（如某人几天后回复消息；伴侣周末外出）
- 健康依赖性（如有人需要你或依赖你）

你的人际关系触发因素是你现今人际关系的一部分，它会以某种形式提醒你回忆起过去的那些创伤经历。这些提醒是下意识且不易察觉的，但其所引发的反应却是非常强烈的。所有类型的人际关系都可能会让我们被触发，无论是友谊或家庭聚会，还是子女、工作、婚姻关系，甚至随意的一段感情都可能会给我们带来影响。它不仅涉及大的人际关系，也会涉及那些小的人际关系。

然而你会发现，是你的触发因素反映了自己那些过去的痛苦、悲伤、失落和创伤。所以说，尽管这些触发因素会存在于各类人际关系当中，但你可能并不会过度在意你最好的朋友没接你的电话（这对你并没什么影响）。但如果你的伴侣不接你的电话，可能就会莫名让你回想起过去的创伤，从而引发创伤反应。因某类关系或特定类型人群所产生的触发因素可能并不会影响另一种人际关系。因为这点很关键，所以我在此再重申一次。我们处在一个主观且未被定义的创伤世界里，我们所要做的就是将这些点连在一起，以帮助自己摆脱过去。你会发现自己的身体感觉、情绪、认知和行为的模式。

在我们深入探讨你在人际关系中会被触发的各种反应前，我强烈建议大家先休息一下。到目前为止，我们已经介绍了非常多的内容，所以建议大家沏杯茶、放松一下，然后再继续阅读。

人际关系与关系反应

在前一章中，我们已经了解了创伤反应，所以你应该能明白我在上文中概述的关系触发因素能够让你做出各种反应。除此之外，上述的关系触发因素通常还会引发一些特定的关系反应。比如你在前文见到的羞耻感，其他的则是同人际关系有关。它们是创伤循环的一部分：身体、情感、心理和／或行为反应都是过往伤痛的提示。在你阅读关系反应之前，我想先明确一下这个过程。触发因素（详见第 90 页至第 91 页）是提示，而反应则是创伤。例如：

- 性（触发因素）会导致逃离（反应）。
- 有人拒绝你（触发因素）会导致痛苦的羞耻感急剧增加（反应）。
- 冲突（触发因素）会诱发无意识的受害者心态和相应行为（反应）。

既然你已经清楚了这个过程，那么下面让我们看看一些常见的关系反应：

- 压迫感（"这种情感太多了""这段关系太过了""生活太累了"）
- 不安全感、焦虑感以及担心某段关系或一切事情（"她要离开我了""他不爱我""我的生活就是一团糟""什么事情都不顺心"）
- 不受控制的攻击性或对他人的愤怒等（"我恨她""我希望我从没遇见过他""我希望她死""我恨我自己……但我还是更恨他们"）

- 责备、羞耻，或是两者都有（"你就是个混蛋，你应该为这一切负责……""我太糟糕了，我应该对这些负责……""哦，天哪，真令人无地自容"）

- 自以为是（"你怎么敢？！""你难道不知道我是对的？！"）

- 完美主义（"我太担心你会离开我了，我会假装自己很完美，以免你离开我"）

- 假装自大（"我是最棒的，我是最棒的，我是最棒的……我认为我是最棒的"）

- 受害者（"我太可怜了""快来收拾我吧"）

- 迫害者（"我要着重强调你做错的每件事……所以说，错误都与我无关"）

- 强迫症（"无法忍受不舒服的感觉，所以我们来制订一个计划……或者是 10 个？"）

- 讨好他人（"我帮你盛汤或铺床……请不要讨厌我！"）

- 挑衅他人（"我会把你逼疯，直到你承认我是对的或者离开我"）

- 愤怒驱使、愤怒回避（"我要在屋子里狠狠踩脚，避免眼神接触，然后气呼呼地上床睡觉"）

- 焦虑驱使、焦虑回避 ["我会在感到担心的时候焦虑地整理房间……然后在网飞（Netflix）上面收看一些悲情节目"]

- 困惑和/或脑雾（"我知道你想和我讲话，但我现在的大脑功能使用率约为 10%"）

- 断联或逃离（"我要离开这里，前往创伤小镇，开启一段前路未知的自我厌恶之旅……再见了这段关系，再见了自我，再见了我的躯体"）

- 创伤性思维（"我是个混蛋……你是个混蛋……我们都是混蛋"）
- 创伤型应对策略 ["我将按下自毁按钮，然后开始喝酒、抽烟、暴食、狂欢……（此处可添加你自己的功能失调应对机制）"]

这些都是本章前面所列出的关系触发因素对应的常见创伤反应。当你被触发时，你的内心可能充斥着战斗、逃跑或冻结反应，但你的表现可能是被动攻击性行为、困惑、讨好、观看网飞、饮酒等。触发因素导致反应，而这些反应会使你和这段人际关系都陷在纠结的痛苦里。

拆解不适人际关系

虽然这并不是一本练习类的书，但我真的建议你花点时间（也许还需要用到一张纸）来分析一下人际关系对你都有哪些影响。对每个人来说，人际关系都可能是令人困惑和窒息的，尤其是当你本身正在遭受创伤的影响时。因此，如果我们能够花点时间厘清思路，也许会对我们有帮助。所以，如果你在阅读本书时，对部分内容感到不安、困惑或不知所措，那么建议你休息一下，然后拿出一张纸，试着将情况拆解开来。这便是本书的全部重点——致力于帮助你将过去和现今的点连在一起，这样你就能够摆脱过去。因为清晰的思路和意识总能让我们改变和成长。

首先想一想，此刻回忆起哪段人际关系会让你感觉难受和不舒服。选择其中一段着重进行分析。接下来，在开始思考这段棘手的关系前，花点时间放慢自己的呼吸频率。如果需要的话，可以翻回第26页到第28页，参考帮助自己重新联结身体的情绪接地技巧。如果必要的话，可以再次放慢呼吸（数到4的时候吸气至丹田，数到8的时候呼气；将注意力集中在丹田）。如果感觉足够了，就可以停下来。如果这种情况真的发生了，这证明你已经掌握了一些宝贵的内容：现在你所思考的人际关系能够高度触发你。这是件非常值得你做好准备和自己信赖之人一起讨论的事情。

我已经为大家设计出了一个初始的结构化练习，但我个人认为自由写作也许更容易帮助你找到适用于自己的方法。试想一下你和你所选之人共度的时光，这可能会是一段让你感觉很难熬或不舒服的时光。而你可以一边将它写下来，一边思考这些问题：为什么这件事情会让人感觉困难或不舒服？究竟发生了什么事情？他们的表现是怎样的？他们说了什么？你是怎么感觉的？你是如何表现的？现在，尝试专注于你的触发因素和反应上。是什么触发了你？而你又做出了何种反应？

做这件事情不存在绝对正确的方法。你可以用完整的句子来描述，也可以用某个词来概括；你可以将自己的想法和感受扩展成一篇日记，也可以用蛛网图分析，或者用荧光笔标注重点；你可以保留这张纸，又或者需要的话，你也可以将它撕碎丢进垃圾桶，如果看到这页内容让你感觉极度羞耻和痛苦，那么你还可以将它烧毁（请注意安全！）。你想怎样做，就怎样做。

鉴于你已经找到了自己在人际交往中的某些重点触发因素，我想先和大家谈谈我自己在人际交往中被触发会如何去做。首先，我会承认自己被某事／物触发的这一事实，并会全盘接受自己所做出的反应。之后我会尽我所能找到安全感，并重新联结到自己的核心。如果必要的话，你也可以参考使用这些技巧。

1. **承认自己的反应**。因为他们挂断了电话，所以我被这件事情触发了。我感觉不知所措和羞耻。之后我注意到了这些不舒服的感觉和情绪，我并没有尝试去改变它们。我所要做的就是注意并接受它们的存在。

2. **找回安全感**。我会使用多层迷走神经呼吸法，慢慢进行几次深呼吸（如数到 4 吸气，数到 8 呼气），从而刺激迷走神经，同时我会专注于内在的自我肯定（"我很安全，我足够好""他们的反应并不能伤害到我，他们的反应与我无关"）。其他操作参见第 26 页至第 28 页的情绪接地技巧。

3. **联结到核心**。我会慢慢地呼吸，并不断加强与自我的联结（我联结到了我的核心、力量和成年自我）。

4. **释放被唤醒的能量**。如果随着时间的推移，我感觉自己变得焦虑、兴奋和高度警觉，注意到我的身体想要做出的各种反应，我会选择做些事情（例如跳舞、对着空气挥拳、做某种瑜伽或舒展练习）来释放这些被唤醒的能量。然后再重复步骤 1、2、3。

恭喜你做到了。我们已经学会如何处理人际关系中存在的部分问题了。我保证，从现在开始，事情就会变得容易得多。

第五章
松开拐杖，联结身心——身体健康与创伤

和前一章节中模糊复杂的人际关系不同，本章节内容相对简单得多。我们将会探讨、研究创伤对健康的两种影响。首先，我们将探讨功能失调的应对机制和行为方式，之后会研究创伤对我们身体的长期影响。

情绪与个人饮食行为

对于很多人来说，食物和体重是一个相对棘手的课题。生活在食物充足的国家的人往往会被划分成两种类型的食客。简而言之，要么吃得过多，要么吃得过少。通常来说，我们的饮食方式与自身如何应对压力和消极情绪有关。所以，如果要探讨创伤对健康的影响，我们需要认识到自身情绪是如何影响我们的饮食方式的。第一种类型的"暴食客"通常会受其情绪影响而过度饮食。他们会在压力大的时候吃东西，靠吃来安抚自己。他们中的多数人希望自己不要这样做，但在感到不安、压力或疼痛时，自身本

能会促使他们将手伸向食物（用作安抚自己）。第二种类型是会受压力影响的"节食客"。除某些极端类型者（如患有厌食症），其余人实际上很乐于少吃一些。在现代社会中，纤细的身材是较为受人追捧的，所以说他们这种应对机制似乎不成问题。但对于这类人群来说，问题在于他们会迫使自己处于一种并不舒服的状态里。他们的问题大概涉及完美主义和控制欲，或者更确切地说是控制错觉。在这个难以捉摸的世界里，因压力而有意无意地控制自己的饮食和身体，是存在一定的道理的（尽管这类行为也属于功能失调）。

有趣的是，无论是消极还是积极的感觉，都能够投射到我们的身体上和进食过程中。例如，兴奋可以被认为是一种暴食或节食的冲动。在他们各自的兴奋状态下，暴食客可能会选择去吃丰盛的一餐；而节食客则会感觉自己并不饿，仅喝一杯咖啡即可。情绪转化为饮食行为通常是快速且无意识的。这种习惯机制会导致人们陷入某种特定行为模式里。乍一听可能会感觉这种机制和模式相对温和，但在极端情况下它们会对我们造成严重的影响。除去对身体上的伤害，这还意味着人们不仅无法感受到兴奋所带来的积极影响，还会让愉悦感迅速转移。

个人饮食行为可能会不断变化，从暴食到节食、从畅食到节制、从过度消费到限制消费，或享受到克制等。这种小幅度的、缓慢的调整是正常的。逐渐从健康克制的饮食过渡到放纵享受的阶段是很普遍的，这通常是健康饮食者的标志。因为饮食是很容易受到影响而被调整的，且多数人并不会时时刻刻都特意关注饮食或体重的变化。他们可能倾向于通过多吃或少吃来调节压力，但这种机制并不会对理解自身或所经历的事情起到重要影响。因为他们并不是情绪化饮食者，他们的情感往往能够同饮食分离开来。

但如果变动频率过快呢？如果有人的饮食方式突然从痛苦且略带挫败感的暴饮暴食，转变为极度严苛的克制饮食呢？这类人的饮食习惯就有较深的含义了。这类人同饮食，或者说同他们自身的关系很复杂。这类饮食行为有许多种叫法，为了听起来有趣一些，有些人会称之为"溜溜球节食"。当然了，如果你是这类人中的一员，你会知道这一点也不好玩。食物、饮食和身体通常是极大不适感的源泉。

除了溜溜球节食者外，还有些固守某方面的饮食机能失调者。这些人并不会摇摆于上述两种不良饮食行为之间，他们会在多年前就无意识地采取某种极端饮食行为，且一直持续至今。要么是暴饮暴食，要么是过度节食。暴食者可能会时常尝试调整其饮食行为，但会由于意志力或动力不足半途而废；而节食者可能会在圣诞节或生日时吃一些蛋糕，但通常来说也不会吃很多，并 / 或在饮食方面严格遵守某些规则。一个人采取某种极端饮食行为的原因有很多，这涉及自然规律。在基因的影响下，一些人容易肥胖并对饮食有高需求，而另一些人可能身形纤细并对食物需求度较低。同样，这也和生长环境有关。有些人成长在食物分量大、胃口大的家庭，而有些人生长在食物分量小、胃口小的家庭。这些并不会全然影响到我们的感觉，但我们的感觉会对其产生很大的影响。

我之所以会对饮食展开详细讨论，是因为我们每个人都需要进食，每个人都受到感觉的影响。而且，在我们努力生活的时候，这两者又很容易纠缠在一起。情绪化饮食、饮食障碍、限制饮食、放纵饮食、暴饮暴食、清淡饮食、节制饮食、垃圾食品癖等，这些只是人类通过饮食来应对自身情绪所采取的不同方式。食物应该是快乐、健康和营养的源泉。如果我们很容易自我厌恶的话，那么也会很容易以此来进行自我惩罚。

创伤应对策略

所有人都会感觉到痛苦、失落、悲伤和创伤，所有人都会借助"拐杖"来应对这类情况。有些"拐杖"是健康的、有益的，例如骑行或修建花园；有些是大众可接受，但对自身有影响的，如吸烟或刷爆信用卡；还有些"拐杖"会产生较为严重的影响，可能会导致自我毁灭。但并非所有影响严重的"拐杖"都会涉及滥用某物（如酒精、毒品、处方药、麻醉药），它们也可能是对某事成瘾（如购物、过度锻炼、暴食或节食、性、游戏、赌博）。无论它们是什么，所有功能失调的应对方法都会影响到你的健康。它会将你困在情绪、认知和行为循环里，将你与情感和身体分离，让你脱离当下。关键的是，这类回避型的应对方法会阻止我们按应有的方向发展，阻止我们学习、成长和成熟。

成瘾，指的是即使某事或物会对你造成伤害，你仍无法在心理上或生理上停止对其的依赖。并非所有"拐杖"都具有成瘾性，但大多数是如此。无论你的"拐杖"对你的身体有益（如在感到压力的时候适当锻炼），还是有害（如在感到压力的时候饮酒解压），最终都有可能会导致你上瘾。在我们思考如何解决自己的创伤循环时，我们需要弄清楚自己所采取的应对措施是否功能正常，或者是否会对我们造成伤害。同样，我们还需确定自己的应对措施是否为创伤反应的一部分(即是否为触发后所产生的反应)。健康的应对措施是可控的且有益的，它并不是创伤反应的一部分；创伤应对措施是被动的、不受控制的且无益的，这种措施本身就是创伤反应的一部分。

本节大概是我的主场，因为我对其非常熟悉。为什么会这么说？作为一名前厌食症患者，我对创伤型应对策略和成瘾性这两个话题有太多内容可谈了。（暂停一下，我究竟是"前厌食症患者"还是"厌食症患者"？ 12 步社团中的酗酒者会在停止饮酒后依旧称自己为"酗酒者"。但我并不认为自己是厌食症患者了，所以我要再次强调我所说的话：我是一名前厌食症患者。）

我所选择的"拐杖"是厌食症，是那些想要进行尝试并得到他人关注的人的首选。比方说，其他人可能会选择酗酒，这也是一种创伤应对措施。而我呢？我悄悄地停止吃饭。因为内心深处渴望得到帮助，所以我希望能够得到他人的关注，但同样我又想表现得正常一些。这点着实符合我的特质：一个非常在乎他人想法的完美主义者。因此，这位渴望得到他人喜欢和认可的完美主义者是绝对不会去选择做越界的事情。我所选择的应对策略反映了我的成长经历和个人特点，但无论如何，这类策略都是"拐杖"，都具有一定的成瘾性，都是我们逃避痛苦的方法。

频繁地做某事或使用某物主要会导致三类感觉的提升：兴奋感、满足感和剥夺感。这三类感觉的提升都能使我们摆脱痛苦和焦虑。

- **兴奋感**的提升来源于最初的几杯让人微醺的酒精饮料、赌博、性爱、消费、偷窃等。高兴奋感会让人产生强烈、不受约束的感觉，会让我们觉得自己飘飘欲仙、无所不能。
- 高**满足感**可能源于暴饮暴食、服用安定、无节制地看电视或玩游戏机等。这类事物都能带给我们一种充实、完整、放松或麻木感。
- 高**剥夺感**源自缺乏食物、无法消费、缺少性爱或亲密接触等。它会让我们感觉自己处于被控制之中，时刻为最坏的情况做好准备，并让我们能够控制不断加深的恐惧感。

克雷格·那肯（Craig Nakken）的《上瘾人格》（*The Addictive Personality*）就是有关成瘾与康复的经典著作之一。他在书中解释道："从最高层次来看，寻求高水平的感觉就是为了改变情绪。这些情绪的改变会让我们变得恍惚，从而远离那些痛苦、焦虑、愧疚和羞耻。"自15年前阅读此书以来，那肯对于人类为何追求这种恍惚状态的解释，就一直萦绕在我的脑海里。

那肯解释说，成瘾模式并不仅仅是为了躲避痛苦，而是为了追求一种更有意义的深层次联结。我们之所以会依靠自己的"拐杖"，是因为我们渴望获得更多的联结感，希望感觉更完整、更亲密、更有活力。但实际上我们所体验到的这种联结感只是一种错觉。为获取这种完整感而与之建立联结的事或物，反而会将我们的身体、感觉、核心、成年自我、所有事物、他人和世界推得更远。

我迫切渴望完整感、联结感和亲密感，但自身对于痛苦的抗拒却将这些推得越来越远。

无论我所说的那些成瘾过程是否与你有关，或者你也并不确定其是否与你有关，我们的目标都是一样的。我们都需要以一种能够拥抱自身情绪的方式生活，而不是以将它们推开的方式生活。如果这种情绪太过压抑，拥抱它们确实很难做到。通常来说，如果我们受创伤影响，那么这种压抑感时常会产生。但这些是我们需要逐渐学习的内容。如果需要的话，我们可以在咨询师的帮助下，慢慢进入一种认识、感受和掌控自身情绪的状态。我们要学会当感受到内心的某种情绪时，不去做那些越界的事情。真诚和不断增长的情绪容忍力能够助力我们打破那些循环，让我们重新联结到我们的身体、核心和成年自我，并重获新生。

创伤与成瘾

人们对于创伤和成瘾的关系及两者的密切程度有很多争议。虽然我喜欢和大家探讨创伤和成瘾这个话题，但实际上，我完全不理解为什么这件事情会变得如此复杂。对于我个人来说，这是一件很显而易见的事情：人们经受创伤的影响，并试图通过某些事或物来解决其被触发的反应和情绪上的伤痛。事实证明，我们是天生的学习者和习惯养成者，所以一旦我们开始严重依赖某种功能失衡的"拐杖"，便会让自己走上一条从依赖到成瘾的道路。如果你真的这样做了，那么等待自己的只有毁灭和死亡。

也许你的"拐杖"（例如过度依赖食物或酒精）是对最初创伤经历的直接反应。我的"拐杖"就是这样产生的。出于这个原因，再加上无人意识到我突然出现的饮食障碍实际上是一种创伤反应，就导致这种应对机制有了充足的时间和空间生长。我的创伤型应对策略开始生根发芽，它逐渐变成了一种根深蒂固的习惯，一种下意识的首选策略。它帮助我解决了我的痛苦，但同样也制造出了一系列新的问题。这就是所有功能失调的真实面貌，如果你能及早发现，如果你能意识到这种功能失调的"拐杖"源自创伤，那么你就有可能对其进行纠正。有了足够的支持、诚恳的态度和足够的努力，就能将失调的"拐杖"带向正确的道路。如果你给予错误的"拐杖"时间和空间使其站稳脚跟，那么之后对其进行改变就显得异常困难。考虑到本书主要关于改变和成长，所以我刚刚所表达的内容听起来不太协调，显得有些消极。

如果你给予错误的拐杖时间和空间使其站稳脚跟，那么之后对其进行改变就显得异常困难。

这的确是事实。人很难彻底改变或改正自己已经持续数十年的功能失调的创伤型应对策略。即使是现在，如果我被某事触发，我有时也会想通过节食来面对。这是一种诱惑、一种冲动。在我的潜意识深处，13 岁的萨拉在对我说："如果你能节制一点，你会感觉更好的；如果你瘦了，你至少能拥有它；你不配吃东西，你不值得被爱。"尽管我听不到这些字眼，但我却能感受到它们所带来的那种感觉。

如果你遭受过创伤，那么你很可能有这样一根下意识想要依靠的"拐杖"。在你被触发时，你会感受到它的召唤，就像我的一样。但我并不是说你的"拐杖"就一定是食物。它可能是酒精、购物、过度工作、处方药物、取悦他人、相互依赖、强迫型打扫房屋、回避他人等。不过，它也可能有用且无害。也许这个"拐杖"是写写日记、给信赖的人打通电话发泄情绪、使用多层迷走神经呼吸法、练习瑜伽释放情绪等。我希望它是一个能够帮助你打破循环的有益且有效的策略。但对于多数人来说，它可能会是让我们陷入新的困境并使该情况反复的"拐杖"，就像我的一样。

现今的我如果被再次触发，我会选择做下述事情。我会观察触发因素和自己的反应，并说出自己的感受；我会让我的情绪接地；我会寻求健康的人际关系的帮助；我会选择去吃晚餐。这就是区别和成长，是我改变模式并打破循环的方法。它会变成一个日常选择，而不是需要挣扎和纠结的问题。所以说，如果你让某个"拐杖"根植在思想、身体和心灵上，那么就很难对其进行改变。不过，虽然很难，但并不意味着不可能。从另一方面来看，跳出循环、摆脱挣扎、打破习惯，就意味着自由。摆脱"拐杖"，摆脱其所带来的一切回应式情绪、思想和信念，是值得我们付诸全部努力的目标。

自身感觉与暴饮

　　酒精确实容易使人上瘾。也许这句简单的表述会让你不禁露出一丝微笑。你已经明白我的意思了？好的。但你真的明白了吗？饮酒或其他饮品很容易形成依赖，而这份依赖会轻而易举地转化为成瘾。

　　想一想巴甫洛夫的狗（Pavlov's dog）。你知道这个经典的条件反射实验，对吧？巴甫洛夫在给他的狗喂狗粮前，会打开节拍器，为狗增加一个刺激因素。重复几次后，每当听到节拍器的声音，狗就会开始分泌唾液。酒精就如同实验里的狗粮一样，很容易同其他刺激因素关联在一起。喝杯啤酒这个想法会等同于节拍器的声音吗？事实上，这种想法更容易和身处酒吧、看到某些朋友、回忆起某些感受联系在一起。想在下班后喝杯酒放松一下吗？想在孩子们睡觉后喝杯金汤力吗？是不是天气晴朗的时候，总想来杯冰啤酒或白葡萄酒？这些想法都如同实验里节拍器的声音。

　　喝酒可以是快乐而自发的，但它也的确容易让人产生依赖性。依赖于饮酒，可能会导致你无法及时自如地对生活及所处环境做出反馈。如果这听起来像是在说你，那么你可能并不是因为碰巧喜欢某种酒就同意喝一杯。之所以同意，可能是因为你的大脑和身体已经对此形成了习惯。这成了一种模式，使你产生了依赖性。如果想过上自由的生活，与自己的真情实感联系在一起，那么打破这种模式对我们来说至关重要。

　　试试看一个月不喝酒会发生什么。和朋友外出用餐时，不要饮酒；周五是畅饮之夜，不要饮酒。看看之后会发生什么。如果你能轻而易举地做到，那么可能你对酒精并没有那么强的依赖；如果你感觉很难做出决定、需要纠结很久、感觉有极强的阻力、对做出的选择或酒精本身极为关注，那么可能这就是你需要解决的问题了。

如果你先前经历过创伤，那么这一点就显得尤为重要了。我们都需要开诚布公地看待自身感觉和触发因素是否与酒精有关。如果每当你被触发时，你都会选择喝一杯，那么你可能已经对其产生了依赖。正如我所说的那样，许多经历过创伤的人都会对某事或某物产生依赖，从而帮助他们应对困难。因此，你需要非常真诚地思考你与酒精的关系。

如果对你而言酒精是你的"拐杖"，而且这是你第一次确认这一事实，那么你可能需要先用大约一个月的时间来证明自己不是一个酒鬼。这无关羞耻，也无关道德。当一个酒鬼没什么错，这也并不是什么失败的象征，这只是单纯证明你是一个人，一个有故事的人。成功戒酒、摆脱过去并重获新生会成为你荣誉的勋章。我认识的一些积极阳光、精神开朗、大方友爱的人都已经成功摆脱了酒精。战胜逆境和治愈创伤会成就美好的明天。同样，逆境和创伤也会致人成瘾。所以想想看，许多人也在为戒瘾而努力。

当意志力不够的人意识到无法自行克服这种依赖性时，他们会到嗜酒者互戒协会（AA）或其他类似机构寻求帮助。别误会，我并不是说只有加入这些机构（如嗜酒者互戒协会、暴食者互助协会、性与爱成瘾者互助协会等）才能戒瘾或戒掉强迫症，但我不认为这是一条我们能够单打独斗的道路。

寻找志同道合之人

尽管我说过并不打算详细讨论触发因素，但我有句同其有关联的话想告诉大家。在我刚开始尝试治愈自己的饮食障碍时，一位已经康复 30 多年的老妇人对我说："当你感觉饥饿、愤怒、孤单或疲惫的时候，你会感觉恢复起来很困难。"

这个说法现今也同样适用。饥饿（H）、愤怒（A）、孤单（L）和疲惫（T）都会触发我的创伤型应对策略。想象一下，最后这一项小小的触发因素让一位新妈妈经历了多么坎坷的道路！疲惫？没错，可太严重了！"HALT"这几个首字母缩写提醒着我们的生活有多艰难。而且每当遇到困难时，你就会忍不住想要依靠你的"拐杖"。如果你的"拐杖"是有益、有效的，那没什么关系。但如果它是无益且有害的，那就不太妙了。生活中的这些困难往往会成为创伤和成瘾的触发因素。它们会抢占前额皮层（大脑中负责计划、决策和自控的部分）的位置，它们会将我们拉回那个我们想逃离的循环。我在前几章中提到了愤怒和孤单，但实际上生理的触发因素也需要被重视，如饥饿、疲惫、压力和疼痛等。有多少人能在这类情况下保持头脑清醒？太少了！所以要明白，在你向前迈进的过程中，资源和能量不足时，一切都会变得更加棘手。坚持摆脱过去这一过程就会显得异常困难，而与此同时，你那些无益的"拐杖"就会显得十分诱人。重回它们的怀抱就像是穿上了你最爱的蓬松的睡衣，而拒绝它们可能需要足够的力量和勇气。这种情况下，单打独斗就显得颇为艰难。

在这段时间里，你会感觉一切都很困难，那些棘手的旧反应会再次出现，这时候你需要从那些健康、尊重他人、友爱、已康复的人那里获取支持。也许你会在 12 步社团里碰到他们，也许是当地的互助小组，也许是线上社团，也许是你的伴侣或是你的朋友，也许是你的家人。无论他们是谁，只要你们之间的关系是彼此尊重而且饱含爱意的即可。你们需要对彼此真诚、毫无隐瞒，且有着健康的界限。你所向其寻求帮助的人需要能够为自己的情绪和行为负责（即重视自己的瘾或未治愈的严重创伤）。你所信任的人要能够在你成长的过程中展现出你所渴望的未来。打破旧的循环意味着步入新的循环，只有那些能够带给你力量的人才能与你并肩前行。

在前一章节里，我提到人际关系是一件棘手的事情，这点毋庸置疑。但同那些充满力量、懂得尊重、友爱的人建立起联系，能够帮助你重构身心。虽然和人打交道很难，但这却也是我们所寻求的解决方法之一。

和自身融为一体

我们的一切感觉都发生在体内，可能在腹部、胸部，也可能在喉咙。比如焦虑的时候。你在焦虑的时候会有什么感觉？对我来说，一切感觉都集中在胸口。身体的其他部分也很紧张，但感觉主要集中在上半身。我感觉胸口发闷，喘不上气；胸部和肩膀同时感觉沉重且有刺痛感；我的心脏在乱跳。虽然头脑和情绪也有其他变化，但目前先让我们把注意力放在身体上。焦虑、恐惧、愤怒、羞耻都会在我们的身体上有体现。那么兴奋和快乐呢？我们的身体也会感受得到。这点实际上非常简单明了，但你从未意识到你是通过身体而感受到这些情感的？出于一些令人哭笑不得的原因，我们并未向孩子们解释过这点。我们告诉了他们如何称呼这些感觉，但我们并未帮他们挖掘情绪带来的生理表现。

之所以提到这点是为了说明创伤本质上是一个残忍的悖论。创伤会涉及一些压迫性的情绪，如恐惧、威胁或羞愧。那么，这些情绪都是在哪里发生的呢？在我们的身体里。尽管如此，我们中的很多人却无法与自己的身体建立良好的联系，也无法和身体融为一体。在我们最需要与身体建立起联结，来帮助我们理解并处理自己的感受时，我们与身体断开了联结。

导致我们与身体断联的原因有很多，之前在第三章中谈到创伤循环时提到了部分原因（详见第 51 页）。创伤反应本身会促进这种情况产生。再思考一下断联。这种对创伤的常见反应会导致我们感到茫然，不仅会让我们与周遭的世界分离，同样还会让我们与自己的身体脱节。从很多方面来看，创伤反应都在试图保护我们免受它认为我们无法承受的情感痛苦。这就是为什么学会同自己的情绪相处、关注我们身体上的感觉对我们治愈创伤来说是至关重要的。每当我们能忍受住那种不舒服的感觉，哪怕只比前一次多一秒，这都是在告诉自己，我们可以忍受它，我们无须一直逃避。再加上我们开始更多地注意美好的感觉（如阳光洒落在皮肤上所带来的温暖），我们便能够与身体建立新的联结，促进愈合的进程。

还记得我在引言中讲述的那个关于我将咨询师提出的"创伤相关问题"理智化的故事吗？这个故事总结了自身逐步与身体脱节的另一个原因：我们将一切退回到了思想里。身体是我们的家，它应该是一个充满安全感、让我们感觉得到支持的地方。但创伤反应让我们的家变得不宜居住，所以我们大多数人会选择沉溺在自己的思想世界里。但思想依靠身体获取信息、直觉和指导，它需要身体帮助它恢复平静、平息情感，将它带回当下的生活里。当思想与身体脱节时，就会产生无穷无尽的问题。

我记得有人将他们的思想描述为"一个自大的孩子，尖叫着发出命令，叫嚷着要自我毁灭"。这点我印象深刻！她十分贴切地描述出了思想失控的样子。

治愈创伤需要将思想和身体重新联结在一起。我们中的许多人从原本忽视身体的感觉、本能和需求的生活，转变到让自己充满爱的身体去发挥主导作用的生活。当我们疗愈自己时，会教会思想暂停下来，不再肆意妄为，让思想能够为感觉和身体让路。

我们的身体在不断发生改变，寻找治愈自己的方法。如果我们能控制自己的思想，并能够逐步与身体建立起新的联结，我们便能够在神经系统创建出一条新的神经通路。这里所说的"新的神经通路"，指的是神经可塑性，即神经系统能够改变和适应的能力。这项杰出的研究展现了新的希望！它表明神经系统会对我们做出的积极改变有所响应。而最重要的信息就是：我们可以得到治愈。

创伤对身体健康的威胁

因为创伤作用于我们的身体，所以它会极大程度影响我们的健康与幸福。许多受创伤影响的人会感觉不舒服，他们表示自己的精神非常差，经常会感觉精疲力竭；或者是前一天感觉精力充沛，而第二天感觉精力不足，在两种极端来回反复。这就是由于神经系统失调对身体造成了损害。在本节后半部分里，你会了解到更为具体的医学问题，如慢性疼痛或自身免疫等。

在前几章中提到了我们对"创伤如何影响健康"这个问题的理解越来越深。这是一个较为复杂的问题，需要阅读相关书籍进行研究，所以在此只做一个简短的介绍。如果你有兴趣对其进行深入研究，我强烈建议你阅读娜丁·伯克·哈里斯（Nadine Burke Harris）博士的《有害的童年压力》（*Toxic Childhood Stress*）。躯体学说也有助于你理解创伤与身体健康之间的联系，所以同样推荐阅读彼得·莱文的《无声之声》（*In an Unspoken Voice*）。

1995 年至 1997 年，美国一项名为"童年不幸经历"（Adverse Childhood Experiences，ACE）的大型研究对 17500 人不幸的童年经历与长期健康之间的关系进行了调查。此项研究定义了 10 种童年不幸经历，其中许多也罗列在 T 型创伤和其他 T 型创伤里（见第 17 页至第 21 页）：

- 情绪虐待（经常发生）
- 身体虐待（经常发生）
- 性虐待（涉及语言和肢体抚摸）

- 生理需求被忽视（如没有足够食物）
- 情感需求被忽视（如感觉不被爱）
- 家庭中有人存在某物成瘾（如与酗酒的人一同居住）
- 家庭中有精神病患者（如与患有抑郁症、精神疾病或意图自杀的人生活在一起）
- 母亲受到暴力对待
- 离婚或父母分居
- 家庭中有人存在犯罪行为（如家庭成员入狱）

67%的受访者表示至少经历过其中一种，13%的受访者曾经历过4种或更多。娜丁·伯克·哈里斯博士指出，70%的受访者接受过大学教育（这代表着大多数受访者来自中产阶级家庭），这些人是过着典型的美国中产阶级生活的普通人。这项研究里有许多令人难以置信的发现，下述有关身体健康的问题着实令我大吃一惊。

该研究发现，与没经历过ACE的人相比，ACE测试得分在4分或4分以上的人（即有过4种或4种以上的童年不幸经历），患以下慢性病的概率大概是前者的2倍：

- 心脏病
- 中风
- 肥胖或超重
- 任何类型的癌症

顺便一提，如果一个人的 ACE 测试得分在 2 分或 2 分以上，那么他患上自身免疫性疾病的概率就会增加一倍以上。

在这些增加的风险因素中，只有 50% 可以根据受访者的行为和生活方式来解释（例如吸烟、缺乏运动），心理学家和医生仍未找到另外 50% 产生的原因。而娜丁·伯克·哈里斯博士将其归因于创伤压力（她称其为"有害压力"）对身体的长期影响。

以下是针对创伤压力如何导致长期健康问题的简单解释：

如果我们长期受到创伤反应的影响，那么随着时间的推移，我们的杏仁核（大脑中负责情绪、生存和记忆的部分）会变得过度敏感。从而会导致我们处于一种高度警惕的状态，会将日常经历视作威胁，做出反应或过度反应，继而导致神经系统过度活跃、皮质醇、肾上腺素和去甲肾上腺素分泌过多。如果长期处于这种状态，那么这些应激激素就会对我们的大脑结构和功能、其他激素和免疫系统产生消极影响。随着时间的推移，由于这些变化的产生，我们的身体状况可能会变得更差或更容易患上上述疾病。

ACE 研究发现，过往创伤和逆境所带来的影响远不止于精神方面。它们还会带来非常真实的生理问题，这似乎与过度活跃的杏仁体、下丘脑－垂体－肾上腺轴（HPA 轴）和自主神经系统的某些方面有关。（对于上述术语的详细解释，请参阅本书末尾的词汇表。）这就是为何许多人说创伤会被困在体内。

如果你一直生活在这种高强度压力下，对遇到的每个威胁、冲突或突发事件都做出反应，随时都准备好去战斗的话，那么你的身体可能已经受到了影响。不仅仅会是 ACE 研究中所提到的那些危及生命的影响，还有可能会是引言中提到的头疼、偏头疼、背痛、月经前紧张和慢性疼痛等。

尽管研究人员还在努力确定确切的影响机制，但结果已经显而易见了。非常感谢研究人员和躯体心理咨询师对该领域做出的研究。他们的研究成果向我们证明了创伤会以广泛、系统且持续威胁的方式影响我们的健康。无论是个人还是集体，我们都需要认真对待这一问题。

第六章
看清自己，找准方向——工作学业与创伤

　　每当我谈论起创伤（我经常会谈论）时，工作和学业都是人们非常感兴趣的话题。大多数人之前都未考虑过过往创伤会如何影响他们的工作和收入潜力，所以每当我提到这一点时，我能够明显感觉到对方的兴致马上提了起来。

　　从某种程度上来说，这是因为人们之前并未对此进行太多思考。但也可能因为，对于很多人来说，谈起工作要比谈起爱、性、友谊、婚姻、家庭、饮食、酒精和健康问题等，让人感觉更放松、更安全。在和他人谈论起这个话题时，我逐渐发现它本质上是以解决为导向的，并能为他人带来希望。因为实际上我们讨论的是潜力。所以在我们进入本书最后一部分内容时，我希望大家能够做到：考虑什么是可能的。这不仅仅是关于疗愈，更是关于在你的能力范围内生活，而不是长期生存在无能为力的状态下。而且正是这个话题让人们看到了改变自己的潜力。

工作中的生存反应

　　所有类型的工作和大多数的学习环境都要求我们向更高级别的人提供工作或学习成果。人们期待工作能够按时、按质完成，通常来说，这也会导致压力和压迫感的产生。除此之外，大多数工作和学习都涉及与他人合作、协作或作为团队的一员，所以需要非常复杂的人际互动、讨论、妥协、批评和解决矛盾的能力。另一个真实情况就是，多数人需要靠工作来赚钱养活自己。除此之外，还有许多人需要养家糊口、支付贷款和学费或装修费。为了生活，多数人不仅需要保住工作，还需要在工作中表现得出类拔萃，获得更好的职业发展机会，从而赚到更多钱。这下压力大了！

　　作为一名创伤研究人员，我对人们的工作环境很感兴趣。正如你所了解的那样，工作环境可能是诱发创伤反应的温床。阶级、权力、压迫、压力、冲突、批评、期待和保住工作这一基本需求都可能会引发创伤反应。当然了，其本质还是与生存息息相关。我们需要先把工作完成好，确保能满足自己的基本需求，然后再追逐更高层次的目标。

　　当然了，我也知道工作可以是非常充实、有趣、有创意、令人兴奋、令人满足、令人快乐的，但有时它也会变得棘手起来。如上所述，工作中存在许多潜在的触发环境。一旦我们的战斗、逃跑或冻结反应被触发，我们就会处于生存模式中。正如你所知，这一模式并不利于我们保持头脑清晰，更别说做出伟大的事情了。

　　工作和学业在多数情况下是令人满意的。它们可以算是我们生活中（至少在多数时间内）使我们满足和快乐的源泉。当环境变得不再令人舒服和满足的时候，人们倾向于寻找高效、快速的解决方案，他们会选择跳槽、转职或重新就读。我也这样做过很多次。我并没有将这些不舒服的环境当作是成长的机会，而是选择了放弃。我没有发现这些情况实则是生存模式的事实，也没有选择将点与点连在一起，找出共同点，而是选择转身离开。有时我会责备他人，但大多数时间我会责备自己。不管怎样，我都没有选择留在原地学习、进步，而是选择当了一名逃兵。你能理解吗？也许并不能。我曾见过许多面临同种情况的人，他们和我正相反，他们会选择待在那些令人不适的环境里继续奋斗。他们让人感觉工作就应该是辛苦的，他们宛若苦行僧。不论是快速放弃、寻找新的工作，还是咬牙坚持到头破血流，你都没有学到那些应该学习的内容。你并没有成长，你并没有掌控你的过去、现在或未来，你并没有取得成功。

工作中的消极信念

除非你的创伤症状非常严重，或自己严重依赖功能失调的"拐杖"（如酗酒等），否则创伤主要会通过加剧你的消极信念和认知来影响你的学业、职业生涯和赚钱能力。可能还有其他机制在起作用，但参照我个人的经验来看，我们对自己和世界所产生的根深蒂固的消极信念会产生最大的影响。当然了，反之亦是如此。那些想法积极、信念坚定的人（如我什么都能做到；错误使我进步；我会成功的；我很有能力；我能赚很多钱；我值得被尊重；我是领导等）才最有可能在工作中茁壮成长。

各类工作环境都存在潜在的触发情况，未妥善处理的创伤记忆很容易受到影响。当其被触发时，你会感觉自己回到了童年或成年早期。坚定、自信、有能力的你消失了，以前那个幼小、脆弱、害怕、被动的你出现了。消极的认知和信念同样会伴随海量的情绪（例如羞愧、愤怒或恐惧）一并出现，有时生理反应也会随之而来，如心跳加速、头晕、断联或恍惚等。除了认知，这些才是我们在工作中真正需要关注的。

用安娜（Anna）举例。她毕业后从事的会计工作让她压力很大，她通过非常多的努力才得到了这份工作。除去自身永远感觉焦虑不安（这本身就是个极为危险的信号），安娜的朋友和家人经常对她说"你太过在意工作中的批评了"。他们是对的，安娜确实如此。安娜就职于一家顶尖的国际会计师事务所，这里的竞争非常激烈。应届生员工需要在犯错或表现不佳时，及时做出诚恳反馈。在与客户会面后，安娜因在团队面前表现得不够自信而被批评。她的老板并没有对她发火，而是坚定且清楚地告诉安娜她表现得并不好。被训斥后，安娜坐到了办公桌前，她满脑子都是"我是个失败者"。两周后，她因近期表现不佳、行为异常被老板叫到了办公室。老板说她近期变得沉默寡言、心不在焉、优柔寡断，将自己和团队分割开了。她的老板并没有说"我批评你时，触发了你的童年创伤"，因为她并不知道当时安娜被触发了。同样，安娜也并不清楚这一点。但事实确实如此。

多数人常见的触发因素就是被批评。安娜的反应是相当典型的冻结反应：自闭、回避、自我隔绝和心不在焉。有些人更多是逃跑反应：高度焦虑、强迫型忙碌、完美主义和担心。有些人则会是战斗反应：有攻击性、易起冲突、处于防御状态。或者还有些人可能会像我一样，将几种反应组合在一起。

我们在工作中可能会被人批评，批评应该是有建设性且友善的。只有他人要求我们改正错误时，我们才会成长；只有当我们被问责时，我们才会学习并改进。如果我们想要成功，那我们必须学会控制自己的触发反应，这样我们才能明白如何成长。如果我们选择逃离、自闭、陷入完美主义的思想、强迫型担忧、处于防御状态或备战状态，那么我们便无法学会成长。我们会继续被困在过去，固守旧模式，身陷旧循环中。

对于安娜来说，在童年时期她经常会受到母亲的严厉批评，这导致其产生了一种坚定的信念（尽管这是错误且自暴自弃的）：自己是个失败者。这种信念经常会在关键时刻干扰到她的工作，对其造成影响并破坏其职业生涯。直到多年后，当她开始研究自己的创伤后，才终于迈过这个坎。

不是只有批评才会触发我们。以凯尔（Kyle）为例，对他来说，没有得到晋升就会触发其强烈的战斗反应（他愤怒地递交了辞职信）。这种（过度）创伤反应与其主要的消极信念有关，即"我很愚蠢"。凯尔认为，未能升职就证明了他很愚蠢。随着这一信念被触发，其战斗反应随之而来——他选择辞去了这份做得很好的工作。这一创伤反应源自凯尔小时候在祖父家度过的一个晚上。当时他没能接住祖父抛给他的球，祖父笑着说他真是个小笨蛋，这导致其得到了这个令他痛苦的结论。他把球扔到了地上，然后走开了。凯尔还受其他创伤的影响，所以说他的战斗反应并不只是源自这一件事，而是与其7岁同祖父相处时所产生的想法有关。

尽管最初的创伤经历是消极的，但其所导致的触发因素本身并不一定是消极的。触发因素并不总是批评、冲突、难缠的老板、失去晋升机会或丢失客户等。

例如，马克（Mark）的雇主要求他为自己的一个大客户做一个重要的演示。这本是一个很大的鼓励，但他却立刻因此变得极为焦虑，十分担心自己的能力能否胜任。当我问他发生了什么时，他的思路非常清晰。他说："我无法承受压力。我很难相信自己能做到，我感觉自己肯定会搞砸的。"这些不自信源自其在一所糟糕的男子中学时的经历，他在那里经常被其他学生或某些工作人员批评或贬低。

我反复同那些被美好事物（如一次机会、表扬、成交、邀约、升职等）触发的人交谈。为什么？因为好消息及其带来的期待感，也能够触发我们过去所产生的创伤信念。要是我失败了怎么办？要是我不够好怎么办？要是我没能完成怎么办？他们对我有什么期望？这些是面对一个机会和正向反馈时常会出现的潜意识，它们同样会造成相当大的损害。许多人会因此放弃，或自己主动破坏，避免出现想象中的失败、失望和痛苦。

下文列举出了在工作中可能会触发的创伤认知。多年来，我多次听过不同版本的相同内容。弗朗辛·夏皮罗博士在 30 年的研究和实践中发现了一些与工作有关的创伤认知，我把它们纳入了未处理的创伤性记忆。她将这些认知分成了三类：缺乏支配感和权力、存在瑕疵，以及缺乏安全感。某些认知已在第一章中着重介绍过了。在涉及教育、工作和金钱时，你能够看到它们被触发时所产生的破坏性：

缺乏支配感和权力
- 我是个失败者
- 我无法成功
- 我必须做到完美
- 我做不到
- 我无能为力（感到无助）
- 我无法得到自己想要的
- 我无法为自己辩护
- 我无法相信自己

存在瑕疵
- 我真令人扫兴
- 我很笨

- 我毫无价值

- 我做得还不够

- 我什么都给不了

- 我被永久地伤害了

- 我不值得被尊重

缺乏安全感

- 表露情绪会令人不安

- 坚定自己的想法会令人不安

- 除非我负责一切，否则就会令人不安

- 除非得到自己想要的，否则就会令人不安

- 犯错误会令人不安

这类消极情绪的内容总是大同小异，都是关于自己或世界的终极、基本、消极或充满羞耻感的结论。在我们需要步入正轨时，这些消极认知会让我们偏离原本的生活。重点在于，没人对马克说他处理不了这件事情；安娜的老板也没称她是个失败者；凯尔的老板也没说他笨。他们所听到的，都是过去的声音。

在工作中，没人会说你是个失败者（希望没有），但他们的语气（或其他表现方式）会导致你"听到"那样的内容。这对你来说不公平，对对方来说也不公平。当我们被触发时，我们会得出和受到创伤时一样消极的结论，并将其视为现实。我们会不断收集证据（如"我没有升职"）来证明误导我们的创伤认知反应

是正确的（即"我很笨"）。我们不仅需要学习如何停止触发反应，还需要学会审视实际情况，如"我的老板实际上并没有说我笨""也许我需要和她谈谈为何此次晋升没有我"。

我可以在上述列表中找到我的消极信念。老实说，它们有时仍会在工作中被触发。事实上，似乎随着我的事业进一步发展，这些"家伙"越来越喜欢出现，从而影响到我。但区别在于，现在的我不会给它们任何机会控制我。当我察觉到触发因素时，我会观察自己的反应、审视当下的实际情况，再重新联结到我的核心和如今的成年自我。这是我们所有人都需要学习的过程，以确保我们能够在各自的职业生涯里越走越远。

搭建创伤模型

创伤的本质与重复有关，所以确定自己何时以何种方式被触发的一种方法是找寻生活中消极的重复行为和模式。这个方法不仅适用于人际关系，也适用于我们的健康。同样，它也可用在学业、工作以及我们与钱财的关系中。如果我们想找到反复出现的消极行为，那我们可能会找到将我们推进身体、情绪、认知和行为循环的触发因素。继续下去，我们通常会发现最初的创伤就隐藏在其底部。

尼克（Nick）的工作经历就是这样一个例子。有些时候一旦你发现了这种重复，问题就显而易见了。我在尼克35岁的时候遇见了他。他在工作中表现不错，但他发现自己总会和男同事发生冲突。无论是什么工作、怎样的工作文化，尼克总会和某位男同事产生争执。不是女同事，只是男同事。这给他（以及其他人）带来了压力和紧张，而且不止一次导致他离职。在尼克被触发时他并未有所察觉，但后来他根据规律发现了这一点。重复的情况（总的来说，这种事情发生了 10 次以上）让他发现了这一规律，并找到了触发因素。对于尼克来说，他总会被某位他认为讲话语气高人一等的男性所触发。这引发了因专横、霸道的父亲所产生的童年创伤记忆，让他下意识处于战斗反应（字面上为"战斗"，实际上为口头争执）。

再或者，以伊娃（Eva）为例。伊娃"火了"。并不是字面意义上的"火了"，而是指她的职业生涯和银行存款都在以惊人的速度前进。宝马、大房子、度假别墅等，从外表上来看，她似乎拥有了一切。但实际上，她感觉压力很大、很孤单。然后她就会选择升职或跳槽，这就会给她带来很多新的工作，同时也能赚到很多钱。尽管压力很大，丧失了所有工作以外的生活，但她还是这么做了。她的工作不再让她感到快乐，但她仍然选择继续往上爬。她身体里的一个小人儿劝她停下来，但她并没有这样做。她最终意识到，之所以自己一直这样做（尽管想停下来但仍一直在努力工作），是受到父女关系所带来的创伤的影响。

和许多人一样，伊娃渴望得到父亲的认可。她父亲是个难以取悦的人，对伊娃的成功与否毫不感兴趣。伊娃之所以选择投身于电视业，是希望能够取悦她的父亲。她为此苦苦挣扎了 20 多年，但父亲仍对她的选择不屑一顾，甚至还略带嘲讽。尽管如此，伊娃还是在不断努力，希望有一天能够得到父亲的认可。尽管这看起来很明显，但伊娃并未注意到潜意识中的创伤诱因。只有当她开始审视自己的生活模式时（因和伴侣痛苦分手导致其被迫审视），她才注意到这种重复和创伤反应。

之所以提到伊娃的故事，是因为如果你在现实中见到伊娃，看到她身着漂亮的衣服，脸上洋溢着自信，那么你一定会认为她的生活一帆风顺。但实际上，她因自己潜意识中的信念，认为自己一文不值。这一信念对其造成了毁灭性的打击，同样也给她带来了很多悲伤。不过，这也促使她正视自己的创伤，决定治愈自己。她将自己同核心连在了一起，为自己找到了新的动机和生活方式。

许多有关个人发展的书籍或人生导师都提到过这类自我限制信念。这类信念会对我们的事业、幸福或收入潜力造成阻碍。不过，并非所有自我限制信念都源自创伤。有些源自社会（如男人会讨论自己的成就，而女人不会），有些则来自我们的父母（如创意职业可没法带来稳定的收入）。当我们思考自己的自我限制信念及其影响了哪方面时，我们需要考虑哪些信念是有危害的。这是一个微妙却又很重要的思想转变，它让我们能够真正了解工作过程。创伤信念因战斗、逃跑和冻结反应而产生，它们是我们对感受到压迫性威胁所做出的反馈，往往与深层次的无力感和无助感有关。我们可以通过创伤模型来解释信念、信念的重复、伴随信念而来的情绪和行为，以及为何我们会被其所限制。创伤模型能够为我们摆脱困境提供思路和方法。

在积极信念上建立自我意识

自尊指的是我们对于自身价值或能力的信心，是我们对于自己的一种评价和分析。自信心是一种体验，但本质上是我们对自己多年来的总结。这些就是我在这六章内容里一直强调的信念。

我能做到吗？我足够聪明吗？这会没事吗？我有这种能力吗？我能够成功运作一家企业吗？我应该在职业生涯中冒险吗？我有什么能给别人的吗？我应该学习知识付费的课程吗？我能做这份工作吗？我应该升职吗？当我们问自己这些问题时，我们基本的自我信念就已经回答了这些问题。如果我们足够自信的话，那就再好不过了。"我能够成功运作一家企业吗？当然了！这会没事吗？肯定会没事的！我应该采取行动去学习吗？当然应该！"

好的答案基于安全、自信的自我信念。但如果这些情况发生在有创伤的人身上呢？

"我能够成功运作一家企业吗？""你是笨蛋吗？这种问题都要问。"

"这会没事吗？""怎么可能会没事！"

"我应该学习知识付费的课程吗？""你的那些想法毫无价值，所以别想了！"

我在这里要强调的是，相比最初的创伤，因创伤而产生的消极信念会在更广的范围里发挥更大的作用。随着时间的流逝，这些信念会对自我和自尊产生消极影响。多数情况下，这两者间是相互关联的。如果你的自我意识建立在我所罗列的那些糟糕的消极信念上，那么你可能是个自卑的人，对自己的能力或价值几乎没有信心。很可能你既看不到自己的本来面目，也发现不了自己的全部潜力。尽管现在还不行，但当你努力学习，重新联结到自己的核心时，你便能够看到真实的自己的各种美好。

重新掌握自己的控制权

有次我去西班牙开会的时候碰到了瑞秋（Rachel）。当时我在那里讲述我的研究内容，她同她的客户一起也在那里。瑞秋从事政治游说工作，由于我曾经也在这个领域工作过，所以我们相处得很好。多数情况下，在我告诉别人我研究创伤时，通常会得到两种反应：一种是看起来很困惑，然后转身走开；另一种是眼睛一亮，让我感觉他们是有故事的人。创伤本身就是人类会经历的事情。瑞秋做出了第二种反应，于是我便知道自己很快又能听到故事了。傍晚，我们坐在一家小咖啡馆里，欣赏着格拉纳达的阿尔罕布拉宫的美景，听她给我讲述了她走出创伤的故事。

"大学毕业后我搬到了伦敦，我很快就爱上了那个城市，"她说，"我当时是单身，住在一个很不错的公寓里，毕业后找到的工作也很棒。生活一切顺利！你知道那种感觉吗？你觉得自己无所不能！"

我笑了笑，然后说道："当然了，我知道那种感觉！我超爱它！那感觉太棒了！"

"没错，"她回答道，"那感觉太棒了，我之前从未有过那种感觉。在我搬到伦敦前，生活得一直很吃力。我总感觉自己就是个失败者。你知道吗？我还总是为自己感到羞耻。我很有自知之明，但时常会感到困惑和害怕。我感觉我搞砸了一切，是一个毫无价值的人。但自从我搬到伦敦之后，一切都变了。"

瑞秋接着告诉我她的故事。一天晚上，她在一家酒吧的洗手间里遭到了性侵犯。自那开始，一切又都变了。她感觉自那天晚上后，生活变得十分艰难。原本一切顺利的工作开始出错。她的工作需要她保持热情和活力；也需要她良好的社交能力，积极参与对话、协商并和他人建立联系；通常还需要她晚上出门与想和她交谈的人（通常是男人）一起出去。曾经让她感觉轻松愉快的事情，现在让她感觉极度不安、肮脏以及无法做到。

"那天晚上发生的事情，向我证明了自己就是个彻头彻尾的失败者。它证明了我将一事无成，证明了我就是个认为自己无所不能的白痴。"

我一直记得她所说的话。当我现在想起她时，我突然完全明白自己为何要写这本书了。你从瑞秋的话语中听到了什么？我听到了羞耻、自责、无能为力和恐惧，我听到了消极的创伤信念。我之所以在此提到了瑞秋的故事，是因为这前后对比太过鲜明了。在她毕业前往伦敦后，她走出了过去，获得了新的力量，但很快一切又重回过去，被残忍地抛回了自己过去的那些信念和感觉中。但现在的你们已经足够了解创伤、知道事实是怎样的了：在酒吧的那一晚并不是她的首次创伤。她在那之后所体会的并不是什么新感受，全部都是过去所经历过的。这导致她一直以来都在这种信念的影响下生活，导致她认为自己是个失败者，认为自己一事无成。原本隐藏起来的恐惧和信念、羞耻和自卑一下子全部涌现，阻止她去拥抱自己的力量。当她想迈出来的时候，又被狠狠地摔了回去。

"工作时，我接受了一次表现评估。当然了，结果非常糟，"她解释道，"我的老板告诉我，她最近从客户那里收到了很多关于我的负面评价，还说她对我最近缺乏热情的状态感到非常失望。她说在我第一次工作时，她坚信有一天我能够自己领导团队。所以她对于事情发展成这样，感到十分惊讶与不解。"

"与老板的这次谈话成了我人生的转折点。我说了句'够了'，然后我走了出去。摆在我面前的选择很明显：要么让这件事情毁掉我和我的事业，要么走出来开始新的生活。"

"我知道自己没那么强大，但我的确感觉到了这股强大的力量。就像是我体内有什么东西在咆哮一样。这盏灯又亮起来了。我感觉我的思绪很清楚，我感觉自己充满力量。"

然后瑞秋告诉我她在接受心理咨询时遇到的事情，以及她碰见的那些不可思议的人。她还讲了自己是如何发现首次创伤源于7岁时所遭受的身体上的袭击的。

"通过部分谈话和治疗，我逐渐意识到自己是怎样度过了这半生。7岁时发生的事情，导致我的自尊被狠狠地踩在地上。因此，我的大脑不断告诉我'我是个失败者，我将一事无成'，它试图这样摧毁我。"

"虽然这份耻辱感是他人导致的，但我得承认，告诉自己'我是废物'的是我自己。我需要重新掌握控制权，并学习将这些刺耳的话调整为友善、和蔼的内容。这就是我所做的。"

我一直都没有忘记和瑞秋的这段谈话，尤其是她那动人的口才和昂扬的热情。她是从创伤中走出来的典范，因为我们坐在咖啡厅聊天时，她自豪地告诉我，在酒吧事件发生的 10 年后，她已经成为团队的主管。她热爱自己的事业，勇敢地面对自己的创伤，最终她实现了有意义、深刻、真实的转变，并取得了成功。

多年来，我同许多和瑞秋一样的人交谈过，他们让我意识到创伤经历影响着我们拥抱力量和成功的能力。确实如此，对不对？创伤是一种无力感、羞耻感；创伤是消极的、错误的、导致自我挫败感产生的信念；创伤会导致我们否定和隐藏自己的某些部分。

正如瑞秋所做的那样，我们每个人都必须敢于向它咆哮出来。我们都需要经历那一瞬间，都需要经历类似瑞秋同老板谈话后那样——"够了！"对无力感、羞耻感和自我厌恶感说"够了"。

真是，够了。

走自己想走的路

我在第一章中对于创伤的解释囊括了生存反应、未妥善处理的记忆和循环。如我之前提到的那样，创伤的各方面都会对我们的学业、工作和金钱造成影响。但这个定义还有最后一部分，你还记得吗？

创伤是因创伤性经历所导致的一种对于自身、他人及世界的感官断联。

在对于创伤的四部分解释里，我认为这一条与这里所探讨的主题关联性最强。为确保我们走在正确的人生道路上，走在一条让我们感觉真实存在、发挥潜力的道路上，我们必须确保自己同身体和核心联结在一起。为确保能在学业和职业上做出正确、有益的决定，我们需要休息、喘息的时间，并与坚定、理智的自我保持联结。我们需要保持头脑清醒、意识清晰以及足够坦诚。

如此下来，我们能够承认自己的错误与成功，因为我们是在有意识、有能力的情况下做出了选择。与自我的断联会导致我们不承认自己的错误，因为我们并不认为自己犯了错。这种断联促使羞耻、防御、责备、恐惧和愤怒的产生。脱离自我会让我们产生一种不真实感，就好像被风吹着的落叶，东飘西荡，不知归属。我们会害怕、会有不良反应、会被触发。而联结到自己的核心能让我们知道，什么时候是自己在做决定，而什么时候是外物在影响我们。回想一下伊娃的故事。因为她受到了影响，与自我脱节，所以她并不知道是外物对自己造成了影响。而当她重新建立起这种联结时，她便重获新生。

我吃了很多苦头才学到这一点。我严重背离了自己的核心，所以我根据我认为自己应该如何做而做出了糟糕的选择。恐惧和取悦他人这两种反应影响了我在学业和工作上的各种决定。我要么感觉焦虑不安、心不在焉，要么就是不断猜测他人会如何看待我的选择。我没有积极参与到我想要或者应该做的事情中，我没能与自己建立联结。这一切都因为我缺乏本能和内在的指导，缺乏与核心自我的稳定联结。我惶恐不安地奔向那个不属于我的成功。即使是现在，稍微不坦诚的人都无法拥有这种迅速响应的习惯性机制。如果我想的话，我可以继续假装下去。

　　下面的故事能够很好地阐明这一点。我 19 岁时，和密友一起去柬埔寨旅行。那年是我的间隔年，当我返回英国的时候，我打算攻读平面设计的大学本科学位。我热爱艺术和设计，而且我也很擅长这方面。对我来说，选择它不仅仅因为一时激情，这是一个健康的、我热爱的事情，它能让我与身体和当下建立起紧密的联系，同样还能够让我充满创造力。我们来到了洞里萨湖畔的一家旅馆，放下行李后，我们去了酒吧。和你们旅行时一样，我们很快就遇到了一群人。对方比我们年长，在我看来，他们既神秘又美好。当天深夜，其中一位年长的女性对我说：

　　"那么，你回到英国后，打算做些什么呢？"

　　"我要开始攻读平面设计。"我自豪地回答道。

　　她轻蔑地看了我一眼，转了转眼睛，然后说道："真的吗？但像你这么有趣的人，似乎不太适合做平面设计。"

　　我仍记得当时那种难堪、困惑、恐惧和羞耻给我带来的窒息感。她和其他朋友继续讨论着平面设计的优点，最终他们不屑一顾（且醉醺醺）地得出了一个结论：只有研究政治、经济和新闻才是真正有用的。我无法保持客观或带着兴致听他们的讨论，我当然也没有反对她（尽管现在的我会这样做）。在面对某些我潜意识里认为"比我优秀"的人贬低我的个人选择时，我会选择放弃自己的观点。我发现自己完全认同她的观点，我为自己的选择和自己感到羞愧。我曾经有过这种感觉，且自那之后也一直有这样的感觉。这种认为自己不够好的恐惧在不断增长，让我感觉更糟糕、更害怕。我内心有这样一种深深的恐惧感：他人不喜欢我，我配不上他们。在这些时刻，我的童年意识主导着我：我今年13 岁，我还在校园里，害怕其他人不认可我、伤害我。我被各种情况触发，但最糟糕的是，我并不知道我在被它们触发。

第二天，我给大学发了邮件，撤回了我的入学申请。我孤注一掷，将自己的全部精力都给了这些对我一无所知的陌生人。之所以会那样做，是因为我被触发了，被掷进了那些创伤思维和信念中。而我那天所做出的决定，将我从一所小校园带到了伦敦的一所综合类大学；把我从艺术领域带到了新闻业，最终带到了政治圈。自我、恐惧和取悦他人的想法让我紧攥住那晚他人所提供的那些建议，并用其为自己拼凑出了一条道路。在柬埔寨，我放弃了自己悉心规划的道路，转身跳进了别人眼中的成功。

但 19 岁的我并不知道的是，人们常会把我们说的对自己生活的看法同他们的生活联系在一起。这位年长的女士对于我提到自己想从事平面设计反应强烈，我们可以由此做出一些推测：她被触发了吗？是她曾经想要学习平面设计却失败了？是她的父母告诉她艺术并不算是一门学科？这些答案我无从知晓，它们也并不重要。我所注意到的是，在我摆出了自己的观点的时候（之后完全放弃了它们），她也摆出了她的观点（以及她自己的那些"旧东西"）。现在我观察人们的过往，就和看到他们的鼻子一样简单。我倾听、观察他们和我自己。我能够听到真实的、有依据的、客观的建议，同样我也能够注意到那些会误导他人、利己、诱发恐惧、触发自身反应的意见。别误会，我现在只是要为自己在柬埔寨做出的决定负起全部责任。但我也得承认，当时的我被触发了。我承认这件事情的存在，这能让我从中吸取教训，以免此类事情再次发生。如果我们像被触发时那样，抛弃自我并与外界断联，我们不仅会在一开始就走上错误的道路，还会永远找不到正确的前行方向。因为创伤在掌控全局。

　　想要治愈创伤和成长，首先要重新联结到自己的内核，然后我们才能看到自己要前行的道路。

第三部分

摆脱创伤：
在重获新生的世界里大口呼吸

第七章
借成长韧性击破消极苦难

好了，现在可以放下心并且松一口气了。我们要开始第三部分的内容了。在这部分内容里，我们将要探索解决方法。尽管这里并不全是类似独角兽和彩虹那样美好的事物，但也没那么多有关沉重创伤的内容。在本章中，我们将探讨创伤后的成长、互为尊重的关系、韧性和成长型思维（诸如此类）。因此，毋庸置疑，尽管本章没有"独角兽"，但我保证这百分百专注在解决问题上。

创伤后成长

你有听过"创伤后成长"（PTG）这个词吗？这是一个美丽的概念，全世界数百万人身上都能够体现这一点。创伤后成长用于描述那些经受创伤，却能够以某种方式茁壮成长的人。他们不将创伤经历当作自己受创的证据，而是将其视作自己幸存的证据；他们能重新联结到自己牢不可破的内核和更高的自我；他们在面对巨大苦难和挑战时能够变得坚韧、积极；他们能够跳出自己过去的反应和模式。创伤成为他们成长和成功的动力，让他们的心中扬起激情，决心不仅要克服困难，还要朝着美好的方向转变。

这并不只是发生在那些名人身上，比如因克服童年创伤而闻名的查理兹·塞隆（Charlize Theron）、凯尔希·格兰莫（Kelsey Grammer）、奥普拉·温弗瑞（Oprah Winfrey）、克里斯蒂娜·阿奎莱拉（Christina Aguilera）等，他们克服了家庭虐待、贫困、性侵害等带来的创伤。这并不只是关乎那些拥有私人飞机、在珠宝游泳池（我不知道奥普拉·温弗瑞是否真的拥有一个珠宝游泳池，但我愿意相信这是真的）里享受富足生活的人，从创伤中获取转变关乎我们每个人。有些人像我刚才提到的那些家喻户晓的名人一样，动力满满，有很强的决心支撑自己越过这些事情，尽管经受创伤，却能够一路向前，让自己飞得更高、更远；对另一些人来说，这关乎在创伤的影响下仍能拥有快乐的关系、在家庭混乱和虐待的影响下仍能在内心中感受到平静和满足，仍可以成功经营一家企业、感到坚强和自信、体会快乐与幸福。做出的改变并不总会产生有形的结果（如镶满珠宝的游泳池），但它们至少会伴随着积极的转变。

经历创伤后开始成长的人同样也会感到窒息、自我怀疑和恐惧，他们同样也会经历创伤反应，他们也许会被诊断患有创伤后应激障碍，他们不会毫无反应地跳过这段艰难的创伤经历。尽管仍会受到创伤反应的影响，但他们还是会继续成长。而创伤后成长指的就是一个人经受创伤后的成长程度。我成长了，你成长了，奥普拉·温弗瑞也成长了。我们都可以更好地成长。

为了衡量一个人的创伤后成长能力，我们会问他们是否同意以下说法：

- 我能更好地接受事物的发展方式。
- 我能更好地过完每一天。
- 我能更好地接受他人。
- 我感觉和他人更亲密了。
- 我更乐于表达自己的情感。
- 我改变了自己生活里重要事情的优先顺序。
- 我为我的人生搭建了一条新的道路。
- 我更愿意做出相应的改变。
- 我发现自己比想象中的更强大。
- 我对于精神层面的问题有了更好的理解。

强烈赞同上述说法的人有着较强的创伤后成长能力。同样，这些内容还点明了我们需要努力的方向。它们告诉我们需要做的事：更加欣赏自己和自己的生活；建立互相尊重的亲密关系，并学会向他人表达自己的情感；开拓新的可能性，并寻找新的人生道路；认识并重新联结到我们的力量，探索精神信仰。这些都有助我们克服创伤。

我对创伤后成长的研究非常感兴趣，因为它清楚地展示了我们应该如何摆脱创伤、重获新生。如你所见，这些绝妙的研究和理论为我在本书谈及的内容提供了极大的支持。

建立良好的人际关系

　　人们需要相互尊重、相互关爱的人际关系来重获新生。所有人都需要，特别是那些想要在经历悲伤、痛苦、失落或创伤后重建自我的人。目前为止，我还没怎么谈起过我的研究。不过，我想在这里稍稍谈论一些，因为它会将这些讨论上升到另一层面。在我们思考如何在创伤后成长和重获新生时，它以一种非常强有力的方式对其进行了解释。

　　简而言之，社会治疗研究表明，从家庭到朋友、体育小组、同事，与这些社会群体的关系会对我们的健康产生积极或消极的影响。我们对某个团体的认同感越强（即我们认为其对我们越重要），那么它对我们的影响就会越大。因此，如果我们真心认同一个长期存在不健康行为、认知和情绪状态有问题的群体（如滥用酒精、敌对沟通、不讲感情等），我们很难不受到潜移默化的影响。当然了，如果这有悖于我们的深层价值观和自我意识，它同样也会对我们的自尊产生消极影响。反之亦然。我们越认同功能完整的健康团体，我们的幸福感和心理健康程度就会越高。我们会自我感觉良好，因为我们是一个整体氛围良好的团体中的一员，这样的团体有助于我们成为最好的自己。团体的类型无关紧要，它可以是社交小组、家庭、同事、同学、运动小组、12步社团、互助小组、线上社团等（随便什么都可以）。重点在于，只要这个团体能够让人感觉良好，能够映射出我们想要且需要的身份类型即可。

　　大量的研究表明，成为团体中的一员并不只是为了与他人共度一段美好时光，而是关乎我们的身份认同、自我认知和自尊。

如果我们想要成长，我们需要慎重思考要与谁共度时光。我们需要考量自己的人际关系和所加入的团体，并问问自己，是否这些人际关系映射出了我们渴求的未来。因为我们拥有选择权，我们可以选择减少与他人的接触；我们可以按自己的方式生活；我们可以建立起新的界限；我们可以做出改变，然后看看他们是否会同自己一起转变；我们可以开诚布公地谈天说地，也可以自行决定去留。

许多经受创伤的人可能会感到自卑，我们无法承受同那些更加自卑的人长期相处的后果。我们不应同那些会拖后腿，甚至会拖垮我们的人在一起。我们需要找寻建立自信心和自我意识的方法，而加入反映我们渴求的未来的关系中会帮助我们做到这一点。

提升自己的韧性

生活中充斥着压力。随着年龄的增长，我愈发意识到了这一点。我们不必期待世界有朝一日能成为一个灿烂美好的乌托邦，这种期待本身就会带给我们伤痛，因为它永远无法成真。但生活也确实有着欢声笑语，它会给我们带来与他人共度的美好时光和满足感，也饱含着学习和成长。生活有时也是困难的，我不知道你们曾经历过什么，但对于我来说常是如此——孩子带来的压力和焦虑、工作中碰到的问题、大家族中产生的矛盾、工作即将到截止期限、一次搬家、一次丧亲之痛、一次损失等。这就是生活。当我无法接受这一现实时，我会因此感到痛苦。而当我接受它时，我同样也看到了一条出路。

有天我的朋友打电话给我。当听到孩子们吵着要吃饭的声音的时候，她喊道："这真是个糟糕透顶的地方！真的，我真是受够了！我上辈子究竟做错了什么，才会待在这种地狱里？！"

我的朋友讲话有些冷幽默。[顺便一提，如果你还没看过网飞的节目《善地》（*The Good Place*），那么我建议你看一看。内容既巧妙又有趣，跟我朋友的感觉很像。]我的观点是，就算事情一切都很顺利，生活也会充满各种挑战，你需要按事情优先级处理问题、应对各种承诺和情感等。如果抛开这些事情，还有糟糕的情况需要你面对，那问题就会更加棘手。再假设抛开这些，你还想让创伤得到治愈，那么生活就会变得非常痛苦。有时候，我们的确会感觉自己生活在一个糟糕的地方。

那么现在让我们关注另一个概念：韧性。韧性指的是一个人从困难中迅速恢复的能力，指的是被击倒后还能站起来的力量。这关乎于你的应对能力，你是否能在逆境、痛苦和创伤中找到前行的方法。我们都需要找到健康的应对方式，这样我们就不会感觉自己生活在一个糟糕的地方。所以说，无论孩子们的尖叫声有多刺耳，或者有多少件事情出了差错，它都能让你保持理智，联结到自己的内核和力量，让你知道自己会没事的。

关于什么是韧性，以及如何提升自己的韧性，这里有许多非常实用的信息。有趣的是，我们首先可以同给予我们支持的人相处来更好地提升自己的韧性。要找到一群合得来的人。除此之外，我们还需避免将危机视作难以跨越的障碍，需要保持积极、正确的观点来看待事物，设定好目标并向其靠近，以一种健康的方式管理情绪、照顾自己。制定好待办清单，然后行动起来吧！

我经常思索"韧性"一词。我会进行技巧练习，多做尝试，检验在各种情况下什么才是真正有效的；我会日复一日地找出那些能够帮助我应对压力的方法，它们能够让我感觉良好、赋予我力量，而不需要我假装，也不会危害到自身积极性。因为韧性指的是在感觉不舒服或处在不舒服的情况下，还能不逃避、不假装的能力。韧性意味着你需要诚实并且向他人寻求帮助。在我们需要照顾自己的时候，韧性在"边哭边花时间"帮我们重新联结到自己的内核和成年自我。它依赖于我们的精神信念和信仰，让我们在一种超越自我的力量中寻求安慰，无论这些力量是自然、爱、能量等。韧性不是通过假装没事来获取力量的，而是让我们停下来，照顾我们的感受。有时候，韧性就是打电话给朋友时，开玩笑地说"我们都生活在一个糟糕的地方里"。

形成成长型思维

也许本章中的术语有些多，不过到此只剩一个了：成长型思维。如今，你经常会在生活中或从商业教练那里听到这个词，但在"提升个人业务"这一信息背后，实际上暗藏着美好的情感以及扎实的研究。斯坦福大学心理学教授卡罗尔·S. 德韦克（Carol S. Dweck）博士在"七年级儿童如何看待失败和智力"这一研究中率先提出这一术语。结果很明显，如果孩子们拥有成长型思维，相信自己会变得更聪明，并明白努力会让自己变得更强大的话，那么他们会在学校表现得更好。后来的研究表明，孩子们可以从固定型思维模式（固定型思维模式指的是认为自己的智力和天赋是无法改变的）转变为成长型思维模式。我在第五章中提到的有关神经可塑性的发现支持着这些研究。这一了不起的研究证实了，我们天生就有学习、改变和成长的能力。哪怕"独角兽"并不存在，但美好、积极、令人感觉放松的东西仍存在着。

提到这点是为了告诉大家，在面对改变和新的可能性时，你们拥有选择权。你可以选择保留固定型思维模式，如"我无法学习或改变，我的努力无法带来改变"；也可以尝试转变为成长型思维，如"我能够学习或改变，我的努力会有成效"。这可能听起来有些复杂，但我还是认为我们每个人都应该克服困难，转变自己的思维模式。尽管我最近才了解有关成长型思维的研究，但其中很多内容与我过去 15 年中所观察到、实践的都是一致的。

你有没有注意到，很少有人把韧性和成长型思维与治愈创伤联系起来。人们认为创伤的治愈只关乎力量和新生，与韧性和成长型思维没什么关系。但在我看来，它们之间绝对是有关联的。

在此，我不禁想告诉你米拉（Mila）的故事。米拉的母亲患有严重的厌食症，在米拉 6 岁时便去世了。她的父亲与她并不亲近，米拉的母亲刚一去世，他就感觉自己与米拉没什么关系了。在米拉 8 岁时，他的父亲与一位十分年轻的女子再婚了。米拉十分憎恨她，讨厌和她待在一起。她在学校和家里的表现都非常糟糕，她粗鲁无礼，经常惹麻烦。10 岁时被发现抽烟后，米拉便被送到了寄宿学校，一直待到了18岁。她每月回一次家，随着时间的推移，她与家人的关系不像以前那么剑拔弩张了。然而，在这种情况下，她却患上了贪食症。并且，和许多青少年一样，她开始饮酒。她通过酗酒和暴食来应对自己埋没的创伤、悲痛和失落。

米拉的父亲终于意识到自己的女儿在逐渐失控，在她21岁时，他将她送到了康复中心。3年后，米拉居住在伦敦，尝试着让自己的生活重回正轨。她不再酗酒，有着强大的支持她的关系网，并且每周会去和咨询师见上一面。她比以前快乐多了，现在的她感觉跟自己的联结更紧密了，但生活仍旧很艰难。米拉在一家女装店工作，每天上班对她来说很难，不过她并没有再麻痹自己的感觉，她现在的情感很丰富。对自己的承诺帮助她重建了自尊心，因此她知道按时上班是最好的选择。

又过了两年，米拉变得越来越强大和自信。她一直都想开一家自己的网店，所以她买了网域名称，也囤了些货物，在每晚结束店里的工作后开始创业。这很难，而且她需要学习很多东西。在这样的压力下，她坚持了6个月，发现自己的网店仍没什么起色。尽管她尝试了各种方法，但仍在不断亏损。接受失败是很痛苦的事情，但她仍然接受了。她最终关掉了网店。这几个月她过得很艰难，因为失败和亏损触发了她的创伤和悲伤。

所以，你可能会好奇为什么我会在此讲述这个故事。故事不可能就这样结束吧？本章内容不是关于韧性和成长吗？这不是重点，我想说的是，即便故事真的就此结束，米拉也已经向我们展示出了她强大的韧性和决心。她的故事便是成长型思维的一个缩影。因为她一直在让自己成长、学习、失败、重新站起来、再成长一点、再失败、再尝试。她是一个勇士。

在经过了艰难的几个月后，她开启了另一项在线业务。在此期间，米拉克服了自己被触发的创伤，并将自己的关注点放在了周围人的支持上。每当回想起她重新开创事业时与我的谈话，我都会很激动。当时的她充满活力地走进了咖啡馆，容光焕发。

"你好，"我笑着对她说，"你看起来很开心。"

"确实如此，"米拉眉开眼笑地回答道，"生意做得很好。"

接着米拉告诉我，她的生意好到她可以把女装店的工作当作兼职了。她重新做了计划，用另一种方法开始营销，结果产生了很大的变化。她说有时候会感觉很困难，她必须努力工作以免自己的自尊心"触底"。她说，这是主要挑战。虽然工作很辛苦，但控制她脑袋里的"坏女孩思维"才是首要任务。她学着驾驭并控制自己的消极思维、被触发的信念、焦虑和恐惧，她允许自己犯错并学习。她明白被击倒后再站起来时，所付出的努力彰显了巨大的力量。她所培养的韧性是有意义的，这能帮助她重获新生。

多年来，米拉一直是我灵感的源泉。我很感激她和一路上我碰到的其他勇士——那些不断尝试、不断成长并一直坚信自由和成功是可能的人；那些敢于直面过去，并为自己现今的生活负责的人；那些能够保持诚实、真诚且勇于打破过去消极生活模式的人，无论他们是男是女。感谢他们证明了即便经受创伤、有成瘾行为、痛苦、悲伤和失落，也能重获新生。

开启成功之路

每当我问人们成功对他们意味着什么时，大多数人都会认为是拥有一份出色、能获得成就感和高薪的工作，还有一部分人会提到成功与幸福或收获爱情有关。这基本上就归纳了多数人对于成功的理解：好工作、很多钱、幸福感和甜蜜的爱。毋庸置疑，这些都是不错的目标。但是，于我而言，这些目标听起来有点脱离现实了，它们更像是电影里的目标，或者那些别人告诉我们应该有的目标。成功的其他方面对我们来说都是外在的，只有幸福除外。不得不说，幸福也的确是一个难以实现的目标。钱、工作和人际关系都很重要，但它们只是关乎我们的社会地位，而并不关乎我们是谁，它们与我们的内核无关。

随着年龄不断增长、研究工作不断深入，成功对于现在的我是一件更为私人的事情。在我看来，成功意味着哪怕会失败，也敢于放手一搏；意味着不逃避和脚踏实地；意味着倾听、观察和行动，而不是依靠反应；意味着加深自己与内核、直觉、爱和智慧的联系；意味着加深与自己所爱之人的联结；意味着成为孩子们想要且需要的母亲。成功还意味着渴望一直学习和成长；意味着不断追寻快乐与欢笑。不然我们为何要相聚在此呢？对我来说，成功确实意味着拥有一份能获得成就感和高薪的工作，但绝不是以牺牲心理和精神健康为代价的。我认为，成功意味着以一种能够保持内在平衡、与自己和外界建立起联结、脚踏实地且坦诚的方式向前迈进。

在你开始阅读下一章前，我希望你能先思考一下成功对你而言的含义。你的答案至关重要，因为本书不仅是为了探索过去是如何阻碍你前行的，同样，本书也旨在探索如何切实地向前发展。我们首先要迈出原本的循环，才能步入我们想要的未来。你渴求的东西可能会随着成长而改变，但在我个人看来，成功对你而言的含义是不太会发生改变的。

需要提醒一点，创伤信念可能会干扰到你的成功。它们会在你成功时发出令人作呕的声音，或是疯狂地嘲笑你。它们会毁掉你的一切，就像你收获赞美、升职或计划创业时那样。上述内容仅供参考。我的个人经验告诉我，每当我向前迈出一步时，那些旧信念就会做出反应。它们会愤怒起来，它们想让我回到自己的"象牙塔"里。有时我能够看到它们，并对其嗤之以鼻；有时我需要安抚它们，让它们冷静下来；有时我得让它们滚开。如果你在思考如何取得成功时，会感觉到它们带来的窒息感，那么我强烈建议你也采取同样的策略。我确信，你是时候对过去说"够了"，并开启自己的成功之路了。

第八章
用治愈方法摆脱创伤循环

本章会提供一些实用的方法，以帮助你摆脱过去的创伤生活模式和循环。这些方法和技巧是我从专业人士身上学到的，而后的很多年我又对其进行了改良和拓展。许多方法我现今仍在使用。

这些方法旨在帮助你打破创伤循环，是躯体（身体）、认知（精神）和行为类方法的平衡总和，能够帮助你摆脱可能陷入的模式。当你挣脱束缚时，你将重新联结到你的感觉、身体、内核和至高的成年自我。这也是本书中所提到的如何治愈创伤的方法：我们治愈了创伤在现今生活中的表现。我们打破了固有模式，重新让自己的情感流动起来；我们重新与自己和世界建立起联结，摒弃了过去那些有害我们身心的内容。

你可能不会马上成功，但一次次的尝试都将成为你的勋章。这些方法可能会让你感觉新颖但不适。允许自己度过糟糕的一天，允许自己休息一下，然后站起来，再试一次，不要放弃。这便是韧性。不断的尝试将会让你变得更强大，你也可以从中汲取很多经验教训。结果就是，你将会变得自由、强大并能实现目标，这一切都是值得的。

治愈创伤方法的使用说明

1. 这些方法可以随意组合、调整，并没有固定结构。选择最能引起你共鸣的方法开始练习，多做尝试，看看它是否适合你。不要试图一次性使用所有方法，这会让你精疲力竭，甚至产生放弃的念头。也许最终你会使用全部方法，也许你只会选用其中的两三种。如果你最终仅选择了一种有效的方法，那也很棒。这就足够了，这便是成长与治愈。拿走你需要的，放下其他不那么必要的。

2. 以自身和安全感作为指导。可能每种方法都会让你觉得很有挑战性，但它们不应让你感觉窒息或不安全。请停止使用任何会加剧你的症状和反应的方法。我真切希望这些方法能让你同自己的内核与直觉建立起联系。如果练习时，你的直觉告诉你要远离这个方法，那么毋庸置疑，你应该相信它。毕竟，只有你自己才知道什么对你最好。

3. 有意义的个人成长和治愈是我们多年来一直追求的事情，现在也是如此。我至今仍是如此，哪怕是最有禅意的 80 岁老人亦是如此。这段成长过程大多艰难而痛苦，但有时也温和而柔软。有时候会突然发生重大转变，比如我在静修中心的时候。而更多的时候是一种稳步改变，每天都做出一点改变，然后由量变产生质变。不要急于求成，任何告诉你有捷径的人都未能完全理解创伤的本质。治愈创伤需要稳扎稳打。的确会有效果突飞猛进的时刻，但只有在打牢基础的前提下，这种跃进才会产生实际意义。做出持续的改变，创造一些坚实可靠的东西。只有在你能够长期付诸行动的情况下，改变才可能发生。治愈就是用行动代替反应，我们应在深思熟虑后采取适当的行动。当然了，一切都不可操之过急。

4. 在继续阅读前，我需要明确一点：这些方法适用于那些携带创伤或在现今生活中仍受触发创伤感觉及消极的情绪、思想或行为影响的人，但并不适用于那些因自身创伤感到极度不适、无法正常生活的人。如果你属于后者，请立即寻找专业人士接受面对面的帮助。

5. 同样，如果你现在正在接受咨询或治疗，请与专业人士讨论是否能在目前的治疗过程中使用这些方法、这些方法是否能有效果。

6. 你还记得我在第一章中提到，"只有在感觉安全的时候，我们才能够感受到自己的情绪"吗？在你使用这些方法时，需要记住这一点。我们感觉越安全，那些与创伤有关的压抑情绪就越有可能浮出水面。当我们稳定下来与其重新建立联结时，我们的潜意识会做一些相当美妙的事情，它会认为我们做好准备了，可以重新感受到那些情绪。

除此之外，还有一点需要注意。当打破循环或模式时，我们常会发现自己试图逃避所有情绪。摆脱已根深蒂固的模式会让我们感觉悲伤、愤怒、恐惧或失落。这很正常。在你做出所需的改变时，要让自己的情绪流动起来。其中一些方法旨在帮助你处理那些随之而来的情绪。方法 5 能够帮你感知并释放那些情绪，方法 7 会鼓励你在治疗之旅中寻找支持。如果在使用这些方法时，你发现那些情绪、思想或记忆让你感到窒息，请立刻寻求专业人士的帮助。

7. 最后一点：生活中的任何改变都需要努力，这一过程可能会很累。你可能会发现这些方法使用起来很容易，但你更可能感觉到它们在舒展你的情绪、认知和身体。这就是成长，是我们在追寻的一种舒展、一种努力（令人痛苦的强行推进不算）。这样的努力会耗费精力，所以要对自己好一些，照顾好自己。按时上床休息、健康饮食、寻找他人 / 物的支持，就像《欢乐满人间》（*Mary Poppins*）告诉你的那样。至少要做出尝试，先照顾好自己，再尝试这些方法。

方法 1：制定目标，设想未来

这个方法既实用，也注重理论，其中还涉及一点吸引力法则的内容。吸引力法则指的是我们专注或思考的内容会铸就我们的现实生活。所以你需要为自己设立一个清晰的愿景，并制定一些目标。所有的方法都是为了帮助我们摆脱过去的反应和模式，但当你舍弃了它们后，你想要拥有怎样的新状态呢？不确定所寻求的新目标，便舍弃旧模式，会让人感觉很窒息，最终很容易失控。对未来的设想会为我们提供所需的方向和体系。它会以一种难以解释但强有力的方式支撑我们。所以不要低估这个方法！

花点时间回答下列问题。明确一点，这个方法与创伤无关。你的愿景不必包含在本书中所读到的任何内容，尽管对大多数人来说确实如此。这些问题只是张入场券，你可以漫无边际地设想。它们只是为了把你所想要的东西具象化，从而让你联结到自己的内核，并构建强大的成年自我和自我认知。试着思考，不要退缩。但不要过度思考这些问题，让你的感觉和内心来引导你，而不是依靠你的逻辑与理智。在开始之前，先做几次深呼吸，将注意力集中在心脏的中央。让自己静下来，与你的身体建立起联结。

- 你在寻求怎样的人际关系？
- 你想追求怎样的健康和幸福？
- 你希望在工作中获得什么？
- 如果让你想象一年后的生活，你希望它是什么样子的？

前三个问题能帮助我们发现并设立自己的目标。通过回答这些问题，你能够为自己在今后生活中设定一些明确的目标。例如，"我想在亲密关系中获取更深层的情感联系，所以我的目标就是坦诚地看待自己的感受。"你还可以每天对自己表示肯定，以不断明确、深化自己的目标，如"我和所爱之人的联系很紧密，表露自己的情感不会令我不安，我在诚实地表述自己的感受"等。通过这类自我肯定来加强这一意向。你可以大声讲出来，也可以在脑海中默念，还可以写下来贴在显眼的地方。

我会经常设立目标，尤其是在认为应该做出改变的时候。当我们设定好目标后，自己会在心中与过去的情况做出清晰的对比。假设在早上制定了一个目标，我们会在接下来的一天里，意识到自己的哪些行为与所设定的目标不一致，能清楚地发现是什么导致我们偏航。通常情况下，这些让我们偏离目标的事情会与创伤模式有关，例如因被触发而感觉羞耻，因此无法坦诚待人。这便是重点——和触发因素及我们所需治愈的创伤有关。

而最后一个问题的答案实际上与前三个问题的答案有关。这个答案涉及希望、梦想和欲望。当问自己想要什么时，你看到了什么？你希望一年后的生活是怎样的？不要写下它应该是什么样，而要写下你希望它是什么样。

你知道创伤的哪一点让人感觉最糟吗？它总会让我们沉溺在过去，因此我们的未来最终总会变为昨日重现。为了改变，我们要温柔地提醒自己将注意力集中在我们想要的事物上。所以，你想要什么呢？

方法 2：每日练习，警醒自己

这个方法将会帮助我们用一种全新的方式重新联结自己的内核与身体。它把可视化与躯体理论和实践相结合。它能让我们注意到自己的健康和力量，也能让我们关注到身体的核心部分。这种新的体现方式对治愈创伤来说至关重要。

要实现改变、个人成长和长期康复需要一步一个脚印，核心在于要通过日常实践来兑现每日的承诺。除去重新建立联结和塑造新形象，我们还需要对自己负责，每日不断警醒自己。

在努力进行自我疗愈的那段时间里，我每天都会重提自己多年前所做出的一个决定。也就是说，我每天都要承诺自己会在康复的状态中生活，而并不是生活在创伤里。我太喜欢"康复"这个术语了，但我也知道可能有些人会觉得这个词难以理解。这个词可能听起来太极端、太学术、太让人"上瘾"了。如果这个词确实让人感到恼火，那就换个词来表述吧。重点在于它所表达的含义，而并非词汇本身。也许你会认为是"成长""改变""治愈"等，也许会是"诚实"或"爱"。无论你选择哪个词，无论哪个词会让你产生共鸣，其所代表的意义才是最重要的。我们的日常承诺背后蕴含的意义可能如下：

- 承诺你会打破旧模式，步入新的生活方式。
- 承诺你会诚实地观察自己。
- 承诺你会找到自己的内核并联结到真实的自我。
- 承诺无论过去发生过什么，你都会为自己现在的情绪、行为和想法负责。
- 归根结底，这是一份关于不断成长和学习的承诺。

这就是我们要做出的每日承诺，你会在日常实践中不断进行总结，因为日常仪式（即习惯和例行公事）是长期改变的关键。你不必照搬我在后文中提到的具体内容，你可以挖掘出一些属于自己的强有力的仪式，但它们必须是虔诚的、能够帮助你联结身体和内核的东西，它们必须能够帮助你脚踏实地。

许多人和我一样，在家里会有这样一块特定的区域，用来举行自己的日常仪式，例如静坐空间或其他带有情感意义的地方。有些人也喜欢借助外物，例如蜡烛、水晶、颂钵、鼠尾草或特定的坐垫等。虔诚很重要，因为这一点关乎你自己。这关乎尊重和荣誉，关乎自己，关乎是否能勇敢地做出改变。如果你习惯于拿生活开玩笑，那么这种虔诚会让你感觉恶心和可笑。我强烈建议你卸下这种下意识的讽刺（顺便一提，我可以理解这种行为），点燃一支蜡烛，试试看，让自己舒展开来，然后成长吧。

每天早上，在开始新的一天前，花点时间和自己的身心建立起联结，提醒它们你当日所做出的承诺。保持一致很重要，因为这会帮助你建立起架构和养成习惯，最终助力你开始新的生活。无论你住在山里，还是住在公寓大楼内，你都可以建立起虔诚的联系。所以，请在家里找到让你感觉平和的地方，并营造出一种虔诚的氛围，在那里剖析自己，开拓独属你的仪式。

方法 3：记录反应，点点相连

常有人联系我说，他们想要治愈自己的创伤，却不知从何开始。治愈创伤需要我们能够理解、释放或处理过去的创伤，并能够阻止它们对现今生活产生消极影响。许多方法都是可行的。在治愈某些深层创伤时，我们需要同咨询师或心理学家齐心协力。这里我们要做的不是回顾过去，而是展望当下。如果你能够认真、严格地使用方法 3，你会发现它本质上就是在治愈创伤，帮助我们认识自己所陷入的创伤循环。如果结合其他方法使用，便能够帮助我们摆脱过去。

这个方法能够帮助你观察自己的日常生活、自身、反应、感觉、情感、思想和行为。这样做，你将了解到：

1. 你的触发因素。

2. 你的触发反应（即你为应对或规避这种反应所经历、思考、相信和做的事情，以及你的感受）。

3. 导致触发因素和触发反应的过往经历（可选）。

第一步很简单，只需要买一个笔记本、找到一支笔即可。第二步相对难一点，你需要保持诚实并拥有充足的勇气，也就是说你需要诚恳面对自己所经历的事情，并关注那些不舒服的反应和感受。如果你现在还未做好准备，请稍后再进行尝试。

我知道只观察不记录是很有诱惑力的事情，但随着时间的流逝，记录能够让我们更为直观地看到自己的模式和创伤循环。你可以按自己喜欢的方式来记录。比较简单的方法就是将其当作每日结束时要写的日记。或者如果你需要的话，你可以在意识到自己因某事被触发或有触发反应时，详细记录下当天的细节。在页眉写下当天的日期，大致记录一下一天都做了哪些事情，例如早上起晚了、工作、迅速吃完了午餐、下班后去看了妈妈；别忘记记录下当时的感受或心理活动，例如晚上睡得不好、起床时感觉焦虑；然后再回答上述提到的三个问题（两个也可以）。有时，也许没发生什么会触发你的事情，但了解到这一点也非常有用。下述便是一个例子。

随着时间的推移，你能够描绘出何人何事会在何时怎样触发你的这一画面。

你将能够发现自己的创伤循环：触发因素和触发后身体、思想和行为的一连串反应。不过，不要以完美主义者的标准来探索创伤循环。有时，我们可能只注意到了生理反应，有时可能会清楚地观察到头脑中的反应，例如我们的消极思维和被触发的旧信念，但可能并未注意到情绪反应。你不必要求自己每次被触发时都注意到创伤循环的方方面面，因为它会随时间流逝变得清晰起来，会让你注意到究竟是什么在反复触发哪种反应，以及这种反应通常会带来怎样的影响。这就是我们观察模式的方法，随着时间的推移，你还会观察到困住自己的循环。

方法 3 的说明：

1. 任何会诱发剧烈反应的触发因素都应被记录。这可能是一次谈话、一个场合、一种味道、一个人、一个地方、一种感觉等。任何东西都可能会是触发因素。并不是所有反应都关联过去的创伤，但时间会让你发现它们中的哪些是重复且强烈的（因此这类反应更可能与过去相关）。

2. 时间能够让我们逐渐学习到如何关注自身的生理反应和感觉，以及那些被触发的情绪对身体的影响。方法 3 的本质在于如实观察，使用次数越多越能够注意到自身在被触发时所发生的变化。

3. 通常来说，我们很容易发现有意识的认知反应，例如快速思考、消极思想、进入幻想、脑雾等；但很难注意到被触发的信念，例如"我是个失败者""我很糟糕""不能相信其他人"。这是因为在我们发现前，这些信念通常会作用于潜意识。方法 3 也许能让这些潜意识的信念转化为有意识的信念，但它们仍很难被察觉到。如果你在进行此项工作时注意到了这些被触发的信念，请将它们记录下来。如果此部分内容仍有些模糊，也请不要气馁，我相信时间能够让这些旧信念清晰起来。

4. 被触发时，伴随或因强烈的身体、情绪和 / 或认知反应而产生的所有行为都应被记录下来。它们可能具有破坏性（这些属于创伤循环的一部分），也可能会赋予你力量（这些并不属于创伤循环）。将它们全部记录下来，这样你就能在之后注意到哪些行为有助你脱离旧反应，而哪些会让你身陷循环。

在露西（Lucy）的记录手册里，我们发现仅通过 3 天的观察就能清楚地注意到，躲避他人是其被触发时所做出的主要行为反应之一。周四，她避开了同事，提早离开了；周六，她取消了与朋友海伦（Helen）的会面。同样，她还会采取暴饮暴食以应对因家人产生的严重触发因素。我们还可以看到露西被触发时产生的消极信念：她认为自己是个失败者。这种信念伴随被触发的羞耻感和恐惧感而来。最重要的是，我们还注意到，当露西与自己最信任的朋友分享当时的感受时，她因前一天被触发所产生的反应就会减轻。

露西选择回忆过去发生的事情，但如果这样做给你带来的刺激感太强，请不要勉强自己。重点在于不要强迫自己去回忆。如果触发因素 / 反应与过去经历间的关联显而易见，那么请直接用笔记录下来，暂且不要深究。回忆这类情况时可能需要有人在旁边协助你。如果你选择回想过去，那么请坦诚面对回忆起的一切。不要想太多，也不要忽视你的所见、所闻或所感。包括我在内的许多人，会审视潜意识所显示出的信息。

如果你真想思考触发反应与过去有何关联，可以在被触发后或重新联结自己的内核后再开始这样做。开始前，建议你先做几次深呼吸，气沉丹田（遵循"四吸八呼"），然后再正常呼吸，将注意力集中在自己的心脏。然后问问自己："这与过去的哪些经历有关？我的反应因何而起？"

露西的记录手册

2 月 13 日 星期四

今日：工作日，晚上去了健身房，虽然有点累，但感觉正能量满满。

触发因素：因与梅尔（Mel）就工作问题产生的尴尬对话被触发。

反应：当时感觉非常尴尬和恐慌，感觉自己非常失败。很难保持冷静，无法继续和她待在一起。当天我避开了她和其他人，提早离开了单位。

过去？感觉可能与妈妈有关，但并不确定为什么。

今日：休息日，早起同海伦和露丝（Rose）一起跑步，与海伦一起共用午餐，逛了街，晚上很早就睡了。醒来后对昨天发生的事情感到不安，虽仍有恐惧和焦虑感，但没那么羞耻了。同海伦和露丝交谈后，恐惧感降低。

今日未被触发。

今日：休息日，早起去跑了步，和父母一起共用午餐。

触发因素：在妈妈谈及家庭时被触发。

反应：感觉自己和身体完全脱节。当时并无明确想法，只感觉脑袋里嗡嗡的，非常糟。回家后暴饮暴食，还取消了晚上和海伦的见面。

过去？肯定和我叔叔的事有关。

海伦所记录下来的信息和她表现出的模式是问题的关键。知识就是力量。正如我之前所说，这些混乱、痛苦的信息往往是通往有意义转变的大门。露西现在可以选择怎样做了。她可以通过某些方法来减少并学习控制自己的触发反应。她可以每天早上练习方法 2，以加强与自身内核的联系；她可以在被触发后使用方法 4 与自己重新建立联结；她可以使用方法 5 感受并学习如何释放自己的情绪；使用方法 6 控制自己的消极思想；或使用方法 7

增强韧性及与他人的联系。她可以通过这些方法来打破自己的创伤循环。我希望她能够做到，但实际上她可能会需要更多帮助。也许你也会这样。你可以靠自己的力量做出有意义的、持续的改变，也可以选择接受或寻求更多的支持和帮助。对一些人来说，这些方法便足矣；但对大多数人来说，这不过是治愈创伤的一个开始。

方法 4：情绪接地，释放能量

这是最简单、最有效的方法，它能够让你脱离过去的创伤，重新找回成年自我；它能够让你发现并掌控自己的触发反应。你可以通过方法 4，一点点重新找回自我、意识和当下生活。当我们被触发时，我们被抛到过去；而当我们接地了，我们便重回了当下，找回了现今的自我。

你需要通过情绪接地和集中注意力取代一连串的创伤反应。这需要不断练习，并一直坚守自己要学习、改变和成长的承诺（例如借助方法 2 的帮助）。窒息感和无力感会导致我们相信很多不真实的情况，它们会让我们认为自己无法主导思想与身体。但很多情况下，我们可以打断并平息自身反应。你可以让自己的情绪接地；你可以让自己的前额皮层（该部分负责计划、决策及自我控制）再次工作起来；你可以重新联结至你的内核与如今的成年自我。

该方法分为两部分。第一部分需要你意识到自己被触发并产生了独有的反应；第二部分便是打断这个反应。

1. 说（大声说出来或在心里默念）：我被触发了，所以产生了（说出具体产生的身体、情绪、认知或行为反应）。例如：

- 我被触发了，所以感觉很窒息。

- 我被触发了，所以感觉很羞愧。

- 我被触发了，所以与自身脱节了。

- 我被触发了，所以心跳加速。

- 我被触发了，所以认为自己是个失败者。

- 我被触发了，所以感觉每个人都在和自己过不去。

- 我被触发了，所以想要暴饮暴食。

2. 慢慢深呼吸几次（遵循"四吸八呼"）。

3. 情绪接地：通过使用第三章提到的情绪接地技巧进行安全地重新联结。

4. 如果你仍会产生战逃症状（例如焦虑、心跳加速等），你可以使用能量释放技巧进行自我调节。请注意，首要任务是让自己感觉到安全，重新联结到当下，然后根据情况再释放困住你的战逃能量。并不是所有人都需要这种能量释放，对于很多人来说，重获安全感并重新联结自己便足够了。

有关情绪接地和能量释放技巧的完整列表，及我们使用它们的原因，请参阅第 26 页至第 28 页。对这些方法进行尝试，找出不同情况下最适宜的选择。有时一种技巧便足够了；有时我们可能需要花点时间，综合使用多种技巧。允许自己学习、失败和站起来再试一次。

无论做过多少练习或多么努力地治愈自己，有时候，你的情绪可能也无法接地，你可能无法重新联结至成年自我。如果触发反应过于强烈，那么情绪接地和重新联结都会显得有些不切实际。不过时间会改变这种情况。在此期间，如果无法提供给自己充足的安全感来使情绪接地，我们可以找其他人来帮助我们。我们可以寻求帮助；我们可以拥抱某人、看着她或他的双眼，或是同那些能协同我们调节情绪的人交谈。向你的伴侣或密友敞开心扉、同他人打通电话、寻找有意义的支持、找到你的圈子（见方法7）。

方法5：感知情绪，重连内核

方法5及其所代表的东西算得上是我的"天敌"，但因此它也让我获得了很大程度的治愈。我只是不太能够理解"感受你的情绪"这件事。由于我同身体（感受情绪的地方）、内核、智慧及本能脱了节，所以我无法做到这一点。我必须和咨询师一起做一些温和的身体训练，以重新联结到自己的身体和情绪。即便在有他人帮助的情况下，我仍然花费了很长时间才取得些许进展。老实说，我并不知道在家里自行练习能否取得成效，起码在我撰写本书时还未能做到。所以这个答案我可能永远无从知晓，但我怀疑它可能会让人感觉窒息或太过直接了。那么我为何还要在本书中提及它呢？第一，虽然它对我来说很难，但对你来说未必如此；第二，哪怕你也很难掌握并使用它，但多了解一点总是没坏处的。

在第五章中，我简短地提到过情绪要通过身体来感知。我们并不会认为某种情绪产生了，而是会感受到某种情绪。在哪里感受到？在我们的身体里。有些人可能会想，"呃，这不是显而易见的吗？"（那方法 5 对你而言可能并非无法上手）也有些人可能会认为，"好吧，我知道了，但这代表了什么？"（很遗憾，可能你和我一样）躯体导向心理疗法之所以在创伤治愈中如此重要，其中一个原因便是它们能够教会我们如何在身体内感受情绪。我们的身体里包含了许多信息：太多的情绪和记忆。创伤切断了我们与身体的联结，而躯体疗法能够帮助我们重新建立起这种联结。

如果你的创伤相当严重，那么这种重新联结的过程就会显得异常艰难，让你感觉不舒服，甚至是感到害怕。决定使用该方法前，请确保自己知悉这一可能的存在。如果感觉不对，或其冲击力过强让你不知所措，那么请暂停，改日再尝试。

使用该方法前请再三注意，尽管我希望你能够加强与身体的联结，但我并不希望你在家中进行尝试时释放过多对现今的你来说难以承受的情绪、记忆、感觉或创伤。所以说，和其他方法一样，请在练习中摸索理智的使用方法。如果产生太多类似不知所措、恐惧、不安等情绪，请立即停止；如果你与身体重新联结时，碰到了那些你还未准备好处理或不想回忆的记忆，请立即停止。这种情况我经历过很多次。但这并不意味着功能失调，不意味着你不完美或已受到损害，也不意味着你还不够强大。这只能说明，在你接触到某些情绪时，你可能需要更多的安全感（例如咨询师的支持，或深入治疗等）。倾听身体带给你的反馈，没有什么能比它更了解你。

下面提到的方法将帮助你把躯体练习融入日常生活，它能够帮助我们确定自己在白天所经历的情绪（无论好坏）。

并非所有情绪都是被触发的创伤反应——事实上远非如此。情绪体现了人类正常、健康、感性、美丽的一面，我们的情绪就在那里指引着我们。如果过去未曾了解、感受我们的情绪（更不用说我们的身体），这将会是一场让你大开眼界的旅途。掌控自己的情绪是收获成长和韧性的关键。我们必须注意到这些情绪，允许它们存在，给予它们关爱。我们需要观察它们，并相信一切最终都会过去（无论是否被触发，最终都是如此）。

日常躯体练习

1. 观察，然后说出当下产生的情绪（无论大小）。例如，可能你正在工作，你发现自己变得愤怒了。那么停下来，告诉自己"我感觉愤怒"。

2. 现在，慢慢观察身体里所体验这种情绪的位置和方式。你怎么知道自己生气了？你从哪里感觉到的？这是什么样的感觉？（例如，"我感觉愤怒""我的下颌紧绷""我感觉自己的胸部发紧且有压迫感""我感觉眼睛周围和头部有压力感"。）

除了感知自己的情绪，在情绪被压抑或受困时，找到健康的释放方法也是非常重要的。下述内容可供参考：

- 讲出来是最好的方法之一。你可以和别人讲，也可以和自己讲。

- 写下来（例如记在日记里）。

- 将其转移（例如活动身体，消耗能量）。聆听并满足身体的需求（打垫子或空气、跺脚、放声大哭、大喊大叫、肆意奔跑、跳舞、拥抱自己等），不要压抑自己。听从身体的需求，帮助它释放被压抑的情绪和能量。

- 将其释放（例如通过放松身体来缓解紧张情绪）。以"日常躯体训练"为例，这种情况意味着你可以放松自己的下颌，通过呼吸缓解胸口的紧张感，并有意识地舒缓眼睛周围的肌肉。

值得一提的是，焦虑和愤怒往往会掩盖掉其他情绪。所以说，尽管这些极端的情绪很容易被察觉，但需要注意，可能还有其他情绪隐藏在其背后，它们往往会是恐惧、羞耻和悲伤。如果你持续感觉焦虑或愤怒，需要注意，其背后可能隐藏着其他情绪。过去我总感觉焦虑，字面意义上的焦虑，这种焦虑持续了近 10 年。现在的我很少会感觉焦虑，与之相反，现在我能够感受到各种情绪。请注意，陷入某种情绪是常见的创伤症状，所以如果你无法感知其他情绪（像我当初那样），那么你可能需要寻求更多的帮助。

方法 6：主宰大脑，自我肯定

消极思想和消极自我信念是我个人及多数人要面对的祸根。正如我在书中解释的那样：某些类型的认知的产生可能源自过去的创伤经历。想要跳出限制自己的旧循环，需要我们先主宰自己的大脑。当我们夺回思想的控制权时，便能更好地控制自己的身体和行为。我们需要说"够了"。这也是我们日常承诺的一部分，我们承诺要打破旧循环，摒弃那些消极的思维模式，质疑那些创伤性的自我限制信念。

消极思维是惯性的，且倾向于螺旋式发展（这意味着情况会愈演愈烈）。它会让你感觉在和自己打架，因为你的大脑（思想）想让你躺平或放弃。那种羞愧、愤怒、残暴、可恨的声音就是你的创伤，是你受伤的那部分：你越年轻，就会越恐惧。它需要被关爱，但不幸的是，我们往往会以残酷的方式回绝这种声音。这没有什么好处，残酷只会加剧恐惧和羞耻感。我们需要的是冷静的安慰、爱、体贴、耐心、有条理、有力量、有信念和希望。这样做我们才能在困难的时刻治愈这种消极思想，并长期持续平息这种思想。像对待孩童一样对待它：有时需要你强硬一些（用"不""够了"回绝它），有时又需要你温柔一点（你不过是在害怕，这没什么的），关键点在于要学会不要用残酷的方式对待它。

我已在本书中详细讲述了大量消极认知和信念的内容，在此不再赘述。如有需要，请参阅第 14 页至第 17 页和第 120 页至第 126 页的概述。那些危险且有害的认知、羞愧感和恐惧感会将我们推进常见的创伤思维模式中去：

- 读心（猜测，或反复揣摩他人的想法）
- 强调自己应该如何（如"我应该更努力地工作"）

- 自毁（"尝试有什么意义，还是放弃为好"）

- 破坏性决策（"我要放弃"）

- 忧虑（在脑海里反复思考同一件事情）

- 非黑即白思维（"我是对的，你是错的"；无法保持合理的中间立场）

- 杞人忧天（"我犯了那样一个小错误，我肯定要失业了"）

我们的思维不是自己颇有兴趣地聆听、观察和注意后产生的，而是突然直接爆发出来的。我们被触发了，从而开始自我批判、感觉消极和恐惧。这种思维是因感知到威胁而产生的反应，因此一般来说它是恐惧的表现。但当时的我们并未注意到这点，反而将这些想法当成绝对真实的存在。我们相信了自己被触发的、带有自毁意义的结论，但实际上我们应该给它们一个拥抱，让它们平息下来。

有很多方法都可以对抗这种反复、被触发、失控、因恐惧所致的消极思维。这些方法都需要你观察自己的消极思维，以从中抽离出来。通常，这些技巧包括事实核查，看看消极思维是否建立在现实的基础上，还可通过正念、呼吸法或可视化建立与身体的联结。

方法 6 融合了这些常见的技巧，如已提到的内容和掌控自己的情绪，这是我们都应该尽可能多做的事情。当然了，还应包括积极肯定，因为我认为只有不断加强积极思维，才能够永远摒弃那些消极思维。该方法分为 5 步使用：

1.注意到自己的消极思维（例如"我担心房子会卖不出去"）、情绪和身体感觉（"我感到失控和恐惧，我的胸口发紧，呼吸急促，双手刺痛"）。

2.事实核查（"没错，有时候确实会卖不出去，但今天一切都进展顺利"）。

3.重新联结身体和呼吸。按四八呼吸法缓慢完成几次深呼吸，慢慢将其沉到丹田，注意力集中在腹部的收缩。

4.重新联结内核。集中注意力，慢慢呼吸，直到足够为止。

5.自我肯定。这种肯定要与你的消极信念或思想截然不同（例如"生活中的一切都很顺利"），每天根据自己的需求在心里默念或大声重复这些内容。

我经常使用方法6。通常情况下，我一般遵循这5步，找到对自己有效的肯定后，就可以通过反复的自我肯定来摆脱（且远离）消极思维。但有时，如果我真的很害怕，那么我必须每天多次重复这些步骤。

但有时这也会让人感觉很难做到，因为在我们切实行动时，自己那个消极、受过伤的年轻自我会冲我们大喊："这样做有什么用？放弃吧！根本没用的！"尽管受到阻挠，但我们最终还是坚持下来了。过去受伤的自我并不想让我们改变，它认为我们应该保持高度警惕，以应对随时到来的突袭（即保留创伤反应）。但这样做是不对的。我们应承认因它而产生的恐惧、消极思维和它对我们的批判，然后继续坚持下来，因为我们承诺过自己会坚持每天都行动起来。

除非用爱来干预，否则消极思维的循环无法结束。因此，我们会对如今的所思、所感负责，会核查事实，重回自己的身体和内核，倾向于保持积极思维，这些都能够确保我们安全、带给我们力量。如有需要，可叠加尝试其他技巧或寻求帮助。

方法 7：寻找归属，获得力量

方法 7 有多种使用方式，我并不打算一一列举。要提醒大家的是，如果能找到支持这类改变的圈子，我们更有可能获得永久的改变和成长。他们的支持不一定是浮于表面的，他们可能不会每天都告诉你他们在支持你的成长，这种支持或将体现在给予你充足的空间让你完成想做的事上。他们不会对你妄加评判，也不会肆意嘲笑你。可能因为他们也曾经历过这些，也可能因为他们本身就是这样的人，所以他们可能会成为你的榜样。也许他们过着你渴望的生活，又或许他们也在努力摆脱自己的旧模式和反应。也许你会发现他们积极、快乐、自信、勇敢、坚韧、有个人责任感、忠于诺言或诚实对待情感。这些都会激励你。

过去陪伴你的人也能够与你一并前行。我和两个密友都结识于校园时期。我们之间的友谊就像是一次冒险旅行，虽经历过艰难、痛苦的时光，但这最终让我们的关系变得具有韧性，更加真诚和相互尊重。我们允许彼此成长和改变，允许彼此没那么完美。我们也会有难以沟通的时候，但我们会给予彼此充足的私人空间。我们的爱深沉、忠诚且温柔。她们能够承受自己的情绪，并期待我也能如此。这两个女人陪伴我走过人生的低谷。她们很爱我（尽管有时也会对我失望或愤怒），她们让我成为自己渴望成为的那种人。最后这点尤为重要，你的圈子必须能够让你成为最闪耀和充实的自己。如果他们的自我意识或病态思维不允许他们这样做，那么你必须和他们保持距离。不要委屈自己讨好他人，不要为了取悦他人而让自己功能失衡，不要因他人的恐惧和绝望放弃自己的希望。

我希望本书能让大家明白，许多人都有创伤。事实上，你所认识的大多数人都受过各种形式的创伤的影响，但他们中的多数人都不知道这一点。之所以强调这一点，是因为我希望大家能够意识到我们在共同面对创伤，但目前对这一点人们仍有许多误解。你和我，我们共同拼凑出了未来。我们知道这是创伤，也知道它的存在。但你仍会发现有很多人并不清楚这一点，并且由于对创伤不承认、恐惧和羞耻，他们会在你的成长和改变过程中阻碍到你（尽管他们自身并未意识到这一点）。

问问那些曾经酗酒的人。最不支持他们戒酒的朋友和家人通常来说也是功能失衡的饮酒者。那些强烈反对他人戒酒的人，往往自己本身就依赖酒精。因此，他们肯定会被那些计划变得节制的人触发。不幸的是，在你打破过去的创伤模式并决心治愈自己时，你可能还会经历类似的触发反应。你的坦诚和成长会触发生活中那些仍受困于旧模式和循环的人。当你为人际关系设定健康界限时，那些没有健康界限的人就会被触发。当你称其为"创伤"时，那些打心底抗拒承认创伤的人就会做出反应。随着你的成长和改变，某些深受自身创伤或功能失衡影响的人就会做出糟糕的反应。有些人会排挤你，有些人会嘲笑你，有些人会因此感到愤怒，有些人会选择避开你。这种情况发生时，请记住：这些都与你无关。把他们的反应还给他们，你没必要那么在意。我知道这听起来可能有些利己，但事实并非如此。因为他们的反应关乎他们自己的生活和过去。可能他们被触发了，但这与你无关，所以把它还回去吧。

如果你感觉自己缺乏有意义的支持、榜样以及灵活且健康的人际关系来帮助你成长，请不要惊慌。接下来你要做的就是用爱暂时将其与当下生活分离开来。从过去那些不受支持的人际关系中腾出些空间，将注意力集中在那些能够展现你渴求的未来的新人上面。那些新人在哪里？他们无处不在，只是你还没发现他们罢了。有些人所加入的兴趣小组能够让他们的心放声高歌；有些人会练习瑜伽，或参加静修活动；还有些人可能决定冒险创业；有些人可能在阅读自助书或参与了个人发展的线上课程，或是正在接受咨询师的帮助；有些人可能参加了 12 步社团或当地的互助小组；有些人（可能数量超出你的想象）是当地女子协会或男子协会的一员；有些人可能报名参加了自我发展研讨小组；有些人可能在互联网上同他人讨论如何成长和进步。他们都在努力、学习和康复。他们在为自己的情绪负责，力争让自己的生活走上正轨。

这些人都是你的伙伴，所以你要找到他们。你知道他们在哪儿：他们在一种健康、新颖、快乐、充斥力量的氛围里，是你一直想探索但又不敢尝试的氛围。是的，这种新鲜感可能会让你感觉不舒服；你可能会把健康的边界感和拒绝混淆；你的不自信可能是被他们的自信触发的；你可能会把他们当偶像崇拜，会在他们打破你的幻想时感到震惊（因为他们不过是会犯错的人类罢了）；你可能会感觉很受伤，因为他们不会一股脑地过来"修复"你。他们会关心你，但绝不会为你的康复负责。同样，他们也不会期待你为他们的康复之旅负责。

这些有时会让你感觉很难，但它们会赋予你成长的力量。

在解释你在别人身上寻找什么时，我反复强调的就是"责任"一词。这个词是方法 7 的核心。你需要找到那些为自己康复、情绪、想法和行为负责的人；那些能够掌控自己情绪并且不会影响到你的人；那些会为自己的越界行为道歉的人；那些度过了不太好（糟糕）的一天，但既不会让你为此负责，也不会期盼你帮他们解决的人；那些追求健康和成长，但不会期盼你为他们找到这些的人。这便是相互尊重、给予力量的成人逻辑。为自己负责的人会让你感觉就像是在伊甸园一样（一旦你克服了最初让你感觉不适的新鲜感）。

这种为自己的康复、情绪、思想和行为负责的意愿是你所寻求的那群人应有的特质，这比他们是否去静修或接受治疗更重要。这将能让你真正成长起来。所以找到它，找到属于你的那个圈子。

第九章
在探索过程中保持无限热情

　　本书是为了帮你清醒过来。我想要刺痛你的意识，因为我也是这样做的。当我承认自己患有饮食障碍时，代表意识的灯泡闪了一下；在意识到自己的失衡应对机制和其他症状都是创伤反应时，我的意识又被刺痛了一下。这些道理都是我依靠实践得来的，它们指导我完成了本书的创作。对于那些需要类似警醒的人，我希望本书已经满足了你的需求。我希望你保持清醒，渴求更多。因为我并没有在说这些全部是创伤，然后一走了之，徒留你一人去面对那强有力的事实。我想说的是，既然你已经知道这是一种反应，那么你就能够得到治愈。别再假装了，别再否认了，别再感觉羞愧了。大声讲出来，狠狠地瞪着它，这样你便能够重获新生。

　　本章的主要目的是：激励你一直前进、努力成长和治愈自己。我希望本书能够为你开启一扇更清醒、更清晰、更诚实的大门。有些事实我不能否认，同样，我也无法否认那些让我意识清醒的时刻。我想忽视它们却做不到，因为这些强有力的认知是无法被

179

抹去的。当一个酗酒者意识到这一点时，就会毁掉未来每杯酒带来的"快乐"。他们的否认被戳穿了，他们不能再歪曲事实了。我希望读完本书的你也能够处在同样不舒适（但充满希望、视野广阔、充满力量）的情况里。

也许你无法否认自己受创伤的影响；也许你揭开了童年的面纱，看到了它本来的面目；也许你意识到自己的人际关系在被触发反应反复破坏；也许你发现你所依赖的拐杖正在摧毁你的身心；也许你注意到了过去的经历在影响着你的工作、影响着你的成功。

无论真相如何，你都需要直面它们，我希望你可以将此付诸行动。

这些方法在你发现真相之后将帮助你行动，但我猜测你可能需要且想要更多。你是否接受过治疗？有些人可能有，有些人可能没有。我记得当时的自己很害怕。潜意识里，我非常害怕咨询师会揭开我身上一个邪恶、可怕的真相。我害怕他们会告诉我，我已经无可救药了。我害怕那种必须建立的深层联结。我害怕改变，害怕得到他人支持，害怕自己的想法被人切实注意到。有些人可能认为这听起来很荒谬，但我觉得你们中的某些人能够真切理解我的恐惧。

这种恐惧有很多种表现形式。我们会为自己找借口、会抗拒、会感到迷惑、会对治疗过程和咨询师评头论足。可能我们会成为完美主义者（"我在等待完美咨询师的到来"）；可能我们会变得傲慢自大（"我怎么可能需要治疗"）；可能我们会贬低那些勇于接受治疗的人，并挖掘出他们有别于我们的许多原因。这些恐惧、各色的不诚实抵抗，阻止了我们去做真正应该做的事情……

阻止我们接受治疗。

寻找理解创伤的人

在本书的第一段我便提到，这些年来我曾遇到过各种咨询师，有些人很出色，有些还不错，但也有些糟糕透顶。我清楚地记得我曾遇见过一位经验少得可怜的催眠咨询师，经过一次治疗后，我感觉非常糟糕、困惑，并再次受创。不幸的是，还有其他人也在那里接受治疗。

如果想为你提供帮助的专业人士未曾参与过他们自身的治疗，那么他们很难以一种有意义的方式帮到你，反而可能会伤害到你。所以，我们需要找到好的咨询师，那些能够坦诚面对自己的过去和功能障碍的咨询师。他们并不仅仅只是学习了心理学家、咨询师或医生所需学习的相应课程，同时还切实完成了真实、深入的自省。如果他们未曾这样做过，那么他们的治疗可能不过是照本宣科。

我坐在这些咨询师面前时，就感觉有些不对劲了。我感觉很困惑、不被尊重或很压抑。如果你感觉胃里很不舒服，这是在提醒你，你的地盘被悄悄入侵了。你会感觉不安全、不理解，感觉自己脱离了当下，感觉有些不对劲。你的直觉捕捉到了房间内无声的沉重感，但介于彼此间的身份差异，多数人会选择默默忍受。

除了找到一位曾参与过自身治疗工作的医生、咨询师或心理学家，你还需要找到一位能够理解创伤的人。不要认为专业人士就一定能理解这一点。而你现在就理解了什么是创伤。你知道创伤反应有多广泛，知道创伤导致了大多数人的功能障碍；你已经了解了创伤如何介入我们的人际关系，以及创伤常会导致成瘾和功能失衡的处理机制的产生；你已经见识到了创伤如何影响我们成功和成就事业的能力；你知道创伤会影响我们的身心，因此这二者都需要得到治愈；你知道创伤会干扰自我信念和对世界的认识。你对创伤有所了解，所以找到一位理解创伤的咨询师会更容易一些。

如果你不太了解咨询师的治疗方法和过往经验，请在治疗前和他们电话沟通。询问他们曾接受过什么培训、在创伤领域工作了多少年，请他们解释一下创伤产生的方式和原因。如果他们表示拒绝、不能回答或你不赞同所听到的回答，那么请继续寻找下一位咨询师。

尽管我曾接受过一些糟糕的治疗，但我也碰到过一些非常出色的咨询师。这些出色的咨询师改变了我的生活，尽管他们并不认为这些变化源于他们。他们并未接受我的感激和钦佩，因为他们知道是我改变了一切，而不是他们。我治愈了自己，而他们在过程中提供了帮助。我想告诉你们他们的姓名，让大家多关注他们，但我也知道他们并不需要或希望我这样做。他们所做的能够治愈世界，却从未广而告之。是他们所给予的帮助让我能有撰写本书的机会，让我能够掌控自己的创伤、生活和我自己。能够接受他们的治疗是一种上天的庇护、一种快乐和荣幸。这是一次合作，也是一段旅行。我衷心希望你能在做好准备后扬帆起航。

选择咨询师的原则

挑选咨询师或某种治疗类型可能会让人感觉不知所措。也正因如此，很多人发邮件给我，希望我能帮他们选择一位私人咨询师。十年前的我，可能会仔细查阅其所在地的所有心理学家和咨询师的资料，并将入选名单发给他们。但现在我会说：

在对方拥有合格资格证书（即为合格的心理医生、临床心理学家或咨询师），且能够治愈创伤的情况下，剩余的考量都在于人和人之间的联结。也就是说，我希望你能够挑选你感觉对的人。可能你喜欢他们的照片，或喜欢他们的网页设计；也许他们对于创伤的理解能够引起你的共鸣；又或许在你了解他们及其治疗方法时，会让你感觉心潮澎湃；也许当你们在电话中交谈时，尽管你有些害怕，但仍能感觉到一种莫名的信任和联系。

这可能听起来有些奇怪，但实际上包含智慧。因为这些都是身体给你的暗示（例如感觉对、喜欢、积极的内部反应、心潮澎湃、能够敞开心扉、产生信任和联结），它们都是安全感的信号。

哪怕你见到了世界上"最好的"创伤咨询师，但你和她或他相处时感觉不到安全，那也无济于事。所以说，要找到你喜欢且能与你建立联结的人，不要选择那些让你害怕的人。听从身体的指引，去那些它认为安全的地方。尽管你可能会在治疗过程中被触发，并因此感到不安，但这种不安绝对不该因咨询师而起。如果这位咨询师让你感到不安，那么请换下一位。

　　我知道很多人可能因为经济问题无法去寻求私人咨询师的帮助，所以上述内容可能无法引起共鸣。也有很多人联系过我询问如何使用公共医疗系统，但因系统间存在差异，所以我无法给予单独指导。但大体情况如下：

　　我相信只要花费时间和精力，大多数人都能够在一个较好的公共医疗系统中查询到我们所需的信息。如果你不喜欢最初的推荐人选，那么你可以找到自己的社区医生，寻求其他推荐。使用公共医疗系统需要我们足够积极主动，如果你感到挫败或情绪低落，那么使用起它来无疑更难。但请尽可能自行完成。如果感觉太过困难，请寻求信任的朋友或家人来协助完成。

　　等待期间（一般来说公共医疗系统都存在让人窝火或泄气的等待时间），要尽可能自救。知识就是力量，所以翻阅你能找到的每本创伤相关书籍，或是做做运动、练习瑜伽、好好吃饭、和信赖的朋友或家人聊聊天，与他们分享你的情绪和经历。你还可以使用本书中提到的方法或其他自助工具来调节、管理自己的症状。如果你的应对机制正在搞砸一切，你可以参加当地的互助小组或12步社团等。不要放弃，坚持下去，直至找到适宜的临床支持。

探索不同疗法

　　创伤治愈是一个缓慢的螺旋式过程。从舒适开始，然后不断努力接近伤害的核心。离这个核心越近，就意味着我们越深入自己的创伤、潜意识和痛苦。对于不同的人，深层疗法的形式是不同的，但其根本还是在于对自己的挑战、坦诚和探索。请在身心就绪后开始。深层疗法意味着深入治愈，我们的身心对自己敞开，慢慢挖掘出带来根本转变的真相。具有挑战的深层疗法能够帮助我们成长、赋予我们力量。我们要在安全、友善且可接受的情况下直面它。

　　在这里，我需要着重强调一点：你不能只开展深层创伤治疗工作。这样做没什么必要，且过度深层治疗可能会导致你成为一个自恋的隐士。具有挑战性的深层治疗需要和温和疗法一并实行。成长应该且可以是充满乐趣的。这种颇具挑战的新鲜感中，应蕴含着一些让你的内心想放声高歌的东西。它们可能是认识极具魅力的新朋友，是开始真正让你感觉快乐的爱好，是找到一份非常棒的工作或新事业，是照顾和欣赏自己的身体，是了解自己的性向与需求，还可以是拥有健康的女性气质或男子气概。这是一次探索和冒险，能够让你尝试做很多新鲜的事。发现、重塑与自己和世界的联系是件多么美妙的事情。

　　这是你的治愈和探索之旅，我不可能列举出所有替代疗法，那些拥有奇思妙想的人已经创造出了各种疗法。选择让你感觉安全和受到滋养的疗法。如果某种疗法让你感觉不安全或有伤害性，那么就果断放弃它吧。探索不同疗法，你会在探索过程中学到很多知识并收获许多乐趣。

深入探索你的治愈之旅

一切都取决于你自己，只有你知道自己需要什么。那么回到方法 1 开始设置你的目标吧。你在寻找什么？你想要什么？你需要什么？如何开始由你决定，因为这是你的治愈之旅。

爱你们的萨拉

附　录

常见创伤症状

下述为一些常见且众所周知的创伤症状，并常伴随创伤经历产生。它们是你的创伤，是你感知威胁时做出的生存反应。它们是生理、情绪、认知和行为反应的混合体。许多是即时反应（即会伴随生存反应同步开始），也有些是随时间的推移而产生的，如易感压力等。你可能经历过其中一些，也可能存在很多这样的症状。

- 生理反应（如心跳加速、流汗、刺痛、恶心）
- 断联感（如感觉恍惚、不踏实感、游离身体之外）
- 容易受到惊吓、感觉紧张
- 时刻保持警惕
- 入睡困难
- 注意力难以集中
- 不断思考、重复思维
- 噩梦、夜惊症
- 羞耻感或缺乏自我价值感

- 情绪麻木、自闭
- 易感压力
- 出现与过去经历有关的侵入性记忆、图像、想法或"闪回片段"
- 对自己、他人和世界产生持续的消极想法和/或情绪
- 突然的情绪波动或持续低落
- 逃避会让你回忆起那段经历的人、地点、活动、记忆、想法或情绪

若其中一些症状经常出现，并对相同触发因素产生极端反应，则表明可能受过去创伤的影响。如果存在多种症状，则表明可能具有较为严重的创伤症状（如创伤后应激障碍）。如果你认为自身症状较为严重，请立即预约创伤知情咨询师或联系自己的社区医生。本书并不能取代治疗、药物或临床护理。如果你需要上述帮助，我鼓励你积极行动起来。

创伤术语
（词汇表）

肾上腺素

　　肾上腺素是在面对压力源或威胁等情况时产生的激素（参见皮质醇和去甲肾上腺素了解其他战逃激素）。此外，肾上腺素会让人心跳加速，肌肉的血液流量增加，瞳孔放大，以促使身体做好战逃准备。在英文中，通常用"adrenaline"或"epinephrine"来表示肾上腺素一词。

杏仁核

　　杏仁核呈杏仁状，是边缘系统的一部分，对我们的情绪和行为有着重要影响。杏仁核的功能很多，其中最广为人知的是它在处理恐惧时起到的作用。当杏仁核感觉到威胁时，它会触发我们的战逃生存反应，先到下丘脑，然后再到肾上腺轴（见下文）。

自主神经系统

　　自主神经系统（ANS）是人体的控制系统之一，其大部分活动都是在无意识的情况下进行（即我们并未意识到它在特定时刻所做的处理）。神经系统分为两大类：交感神经系统和副交感神经系统。交感神经系统能够快速响应战逃反应中已被唤醒的系统。副交感神经系统通常起相反作用，其被激活速度更慢，抑制/减缓体内各功能的作用和反应。

躯体疗法

躯体疗法能够帮助我们的身体、神经系统和能量重新平衡下来。常见的身体疗法有灵气疗法、瑜伽、呼吸法、触摸疗法、太极、鲍恩疗法和运动疗法。某些躯体疗法还包括心理疗法。本书中称其为躯体导向心理疗法。

认知行为疗法

一种目标导向的短期心理治疗方法，旨在改变无用的思维和行为模式。认知行为疗法被诸多公共医疗系统用于治疗常见问题（例如焦虑、抑郁、人际交往问题、成瘾）。它着重于改变促使无用态度和行为产生的潜在思想和信念（认知过程）。

皮质醇

皮质醇是在面对压力源或威胁等情况下产生的激素（参见肾上腺素和去甲肾上腺素了解其他战逃激素）。因它是身体战逃反应的核心部分，所以通常被称为"压力激素"。它有很多功能，包括控制血糖水平、调节新陈代谢等。作为战逃反应的一部分，它会抑制非必要的身体功能（例如会抑制免疫系统和消化系统）。如果经常被触发，高水平的皮质醇会对我们的身体造成长期损害。

眼动脱敏与再加工治疗

一种帮助人们治愈因不安生活经历产生的症状和情绪困扰的心理疗法。让来访者通过快速转动眼球来抑制创伤记忆所带来的影响。该疗法由弗朗辛·夏皮罗博士创立，被广泛用于创伤后应激障碍。

下丘脑－垂体－肾上腺轴（HPA 轴）

一组发生在下丘脑（脑内）、垂体和肾上腺（体内）之间的复杂相互作用集合。除自主神经系统外，HPA 轴也会控制我们面对压力时的反应，还会调节许多生理过程（例如免疫系统和情绪）。

神经可塑性

指大脑通过建立新的神经通路来自我重塑的能力。在学习、康复、发育和脑损伤恢复方面具有重要意义。

去甲肾上腺素

去甲肾上腺素是在面对压力源或威胁等情况下产生的激素（参见肾上腺素和皮质醇了解其他战逃激素）。它能够调动大脑和身体采取行动，提高警觉，保持警惕。英文名为"norepinephrine"
或"noradrenaline"。

多层迷走神经呼吸法

一种通过有节奏的横膈膜呼吸刺激迷走神经，以帮助身体和
神经系统在应激反应后恢复平衡的呼吸法。该法源自史蒂芬·波
戈斯（Stephen Porges）博士的迷走神经理论（见下文）。在本书
中，我介绍了两种多层迷走神经呼吸法："四八呼吸法"和"呜
声呼吸法"。

四八呼吸法指的是数到 4 深吸气，数到 8 呼气。其他计数方
式也能够达到相同目的，我个人选用"四吸八呼"。一些躯体研
究医生建议采用四八计数法，也有一部分人建议按三六计数。形
式很多样，找到适合自己的即可。重点在于要有节奏地呼吸，带
动横膈膜运动，让气沉入丹田。

呜式呼吸法指的是深吸气至丹田，然后慢慢从丹田处呼气，
并一直发出低沉的"呜"声。这种震动让人感觉很舒缓，能够刺
激迷走神经。

迷走神经理论

该理论由史蒂芬·波戈斯博士提出，旨在研究迷走神经在恐
怖反应、情绪调节和社会联系中的作用。许多不同类型的躯体导
向心理疗法中都涉及该理论。

躯体导向心理疗法

一种心理治疗方法，除了传统的谈话外，还包括以身体为核心的技巧，用以帮助释放被困在体内的创伤。此类疗法旨在增强身心联结，多数从业者认为必须将身心视为一体。一些躯体学研究的从业者认为，如果能提供适宜的环境和适当的支持，那么身体会想要且能够得到治愈。该疗法也被称为"身体心理治疗法"或"身体导向心理疗法"。

创伤循环

生存反应（战斗、逃跑、冻结）在面对威胁时所引发的涉及生理、情绪、认知和行为反应的循环。这些反应会相互影响，从而加强彼此的程度。这种反应循环会阻止我们联结自己的身体、内核和成年自我。

创伤信念

在持续创伤反应中，我们对自己和社会产生的潜意识结论称之为创伤信念。是我们因威胁感、战逃反应、压迫感和无力感产生的认知结果之一。这些信念很容易被触发，但相比其他更明显的反应（例如焦虑），我们通常没有意识到这些破坏性信念正在影响我们。

创伤型应对策略

它指的是我们用来应对创伤反应所采取的任何功能失衡的行

为策略。酗酒、强迫型分心（如看电视或看手机）、强迫型忙碌（如整理、制订计划）、暴饮暴食、节食、取悦他人、强迫型消费、危险性行为、逃避亲密行为或接触、自我伤害等，这些都是创伤型应对策略。这类应对机制会将我们困在创伤循环中，反之，健康应对机制能够助我们重获新生。

创伤反应

大多数心理学家用该术语指代那些核心创伤症状（详情见附录）。在本书及我所从事的各项工作中，我用其来描述因创伤产生的那些更为广泛的生理、情绪、认知或行为反应。这样做是为了让我们更容易同情自己和他人。很多功能障碍都是因创伤而起，所以我们当然应当承认这些痛苦都是我们对过去的反应。例如，通过饮酒来应对创伤向我们证明了，酗酒也是创伤反应的一部分，不能将其与创伤分开来看。

创伤思维

受威胁感、压迫感和大量战逃激素的影响，我们大脑内形成了这种创伤思维。重复的消极思维、对自身和世界的极端消极看法、非黑即白的思考方式、多虑和担忧都是创伤思维的体现。随着时间的推移，这种思维模式会逐渐成为一种习惯，并将我们困在创伤循环里。

触发因素

触发因素指的是会让我们回想起过去的创伤并触发创伤反应的东西。任何事物都可能成为触发因素：一种气味、一个人、一个词语、一幅图像、一种声音、一种情况、一种音调等任何会让我们回忆起过去创伤的东西。

迷走神经

迷走神经是自主神经系统中最长的一条神经，从大脑开始，穿过我们的脸和胸腔，一直分布到腹部。它是副交感神经的一部分，负责控制心率、肌肉运动、语言等各项功能。近些年来，因为迷走神经理论的存在，神经在生存反应中起到的重要作用逐渐得到了认可。如果自主神经系统中的交感神经分支处于高度活跃状态（例如面对压力、创伤时那样），迷走神经可能会被刺激过度，并会对神经系统加以抑制。这可能导致类似"冻结"反应的症状产生（例如宕机、脱节）。

更重要的一点是，现在人们也认可迷走神经帮助我们调节压力和触发反应的能力。

致 谢

我想要感谢的人有很多，他们以不同的方式帮助我完成了本书的创作。首先，我想感谢我的丈夫尼尔（Neil），从我们相遇的那一刻起，你就一直在支持我的工作和各种想法。你对本书内容的热情给了我继续写作的信心。单纯一句"感谢"似乎并不够，但现在能做的好似也只有这些。所以，谢谢你。

衷心感谢企鹅兰登的苏菲·安布罗斯（Sophie Ambrose），感谢你对我无尽的支持，同样感谢你的幽默感。还要感谢兰登书屋的卡哈利·贾亚维拉（Kalhari Jayaweera），感谢你对我的悉心指导。还要感谢兰登书屋的全体工作人员，谢谢大家。

我还要感谢库姆斯·莫利特·麦克林文学机构（CMM literary agency）的丽莎·莫利特（Lisa Moylett）和佐伊·阿波斯托利德斯（Zoë Apostolides），是你们的支持、热情和毅力帮助这本书诞生于世。谢谢你们。

还要感谢我的第一位编辑安杰尼特·芬内尔（Anjanette Fennell）。你熟知出版业的人情世故，让这本书最终能够出版！谢谢你。

非常感谢沙尔代·迪·乔吉（Shardai di Giorgio），感谢你在我创作期间对孩子们无微不至的照顾。你真是一个了不起的女性，谢谢你。同样要感谢也曾帮我照顾过吵闹孩子的戴安·亨森－希尔兹（Dian Henson-Shields），还要感谢你鼓励我完成了这本有关创伤的易读书。

感谢我优秀的爸爸妈妈，是你们让我相信自己可以做到任何想做的事，这本书就是这种信念的证明。

我要感谢黛博拉·马洛尼－马斯登（Deborah Maloney-Marsden，最伟大的咨询师之一）、12步社团和所有帮助我康复的人。是你们成就了如今的我。谢谢。

非常感谢萨莉·坎伯兰（Sally Cumberland）在最关键的时候出现在我面前。你为我的生活增光添彩，为我带来如此之多的治愈、笑声、智慧和爱。谢谢你。我还想对诺瓦·麦克斯韦（Nova Maxwell）、劳拉·贝利（Laura Bailey）和黛比·布罗根（Debbie Brogan）说，你们的支持与爱对我来说非常重要，谢谢你们。

最后，再次衷心感谢大家的帮助。我爱你们。